Wolfgang Bindl
Gabi Pitschel-Walz
Josef Bäuml

Angehörige schizophren Erkrankter: Belastungen und Angehörigengruppen

Wolfgang Bindl
Gabi Pitschel-Walz
Josef Bäuml

Angehörige schizophren Erkrankter: Belastungen und Angehörigengruppen

Was beeinflusst die Belastungen von Angehörigen schizophren Erkrankter und welche Rolle spielen Angehörigengruppen?

Südwestdeutscher Verlag für Hochschulschriften

Impressum/Imprint (nur für Deutschland/only for Germany)
Bibliografische Information der Deutschen Nationalbibliothek: Die Deutsche Nationalbibliothek verzeichnet diese Publikation in der Deutschen Nationalbibliografie; detaillierte bibliografische Daten sind im Internet über http://dnb.d-nb.de abrufbar.
Alle in diesem Buch genannten Marken und Produktnamen unterliegen warenzeichen-, marken- oder patentrechtlichem Schutz bzw. sind Warenzeichen oder eingetragene Warenzeichen der jeweiligen Inhaber. Die Wiedergabe von Marken, Produktnamen, Gebrauchsnamen, Handelsnamen, Warenbezeichnungen u.s.w. in diesem Werk berechtigt auch ohne besondere Kennzeichnung nicht zu der Annahme, dass solche Namen im Sinne der Warenzeichen- und Markenschutzgesetzgebung als frei zu betrachten wären und daher von jedermann benutzt werden dürften.

Verlag: Südwestdeutscher Verlag für Hochschulschriften GmbH & Co. KG
Dudweiler Landstr. 99, 66123 Saarbrücken, Deutschland
Telefon +49 681 37 20 271-1, Telefax +49 681 37 20 271-0
Email: info@svh-verlag.de

Zugl.: München, TU, Dissertation, 2004

Herstellung in Deutschland:
Schaltungsdienst Lange o.H.G., Berlin
Books on Demand GmbH, Norderstedt
Reha GmbH, Saarbrücken
Amazon Distribution GmbH, Leipzig
ISBN: 978-3-8381-1127-8

Imprint (only for USA, GB)
Bibliographic information published by the Deutsche Nationalbibliothek: The Deutsche Nationalbibliothek lists this publication in the Deutsche Nationalbibliografie; detailed bibliographic data are available in the Internet at http://dnb.d-nb.de.
Any brand names and product names mentioned in this book are subject to trademark, brand or patent protection and are trademarks or registered trademarks of their respective holders. The use of brand names, product names, common names, trade names, product descriptions etc. even without a particular marking in this works is in no way to be construed to mean that such names may be regarded as unrestricted in respect of trademark and brand protection legislation and could thus be used by anyone.

Publisher: Südwestdeutscher Verlag für Hochschulschriften GmbH & Co. KG
Dudweiler Landstr. 99, 66123 Saarbrücken, Germany
Phone +49 681 37 20 271-1, Fax +49 681 37 20 271-0
Email: info@svh-verlag.de

Printed in the U.S.A.
Printed in the U.K. by (see last page)
ISBN: 978-3-8381-1127-8

Copyright © 2011 by the author and Südwestdeutscher Verlag für Hochschulschriften GmbH & Co. KG and licensors
All rights reserved. Saarbrücken 2011

Inhaltsverzeichnis

1. Einleitung... 5

2. Literaturübersicht.. 7

    2.1. Geschichte der Erforschung der Angehörigenbelastung................. 7
    2.2. Verschiedene Subpopulationen von Angehörigen......................... 9
    2.3. Belastungen von Angehörigen:
            Einteilung in subjektive und objektive Belastungen, Zusammenhänge mit
            soziodemographische Daten, Symptomatik und Psychoedukation............. 11
    2.4. Interventionen bei Patient/-innen und Angehörigen....................... 27
    2.5. Compliance der Patient/-innen... 29

3. Fragestellungen.. 31

4. Methodik.. 32

    4.1. Praktisches Vorgehen, Beschreibung der untersuchten Kollektive
            ‚Kaufbeuren' und ‚PIP'... 32
    4.2. Aufbau der Befragung... 37
    4.3. Auswertung.. 41

5. Ergebnisse.. 42

    5.1. Beschreibung der untersuchten Angehörigenpopulationen........... 42

        5.1.1. Soziodemographische Daten, Erkrankungsdaten, Verhaltens-
                auffälligkeiten der Patient/-innen.. 42
        5.1.2. Belastungen der Angehörigen... 48

            5.1.2.1. Belastungen allgemein.. 49

5.1.2.2.	Objektive Belastungen..	51
5.1.2.3.	Subjektive Belastungen...	58
5.1.2.4.	Erfassung der Angstdisposition bei Angehörigen nach dem Angst-Inventar „STAI X2"..	63
5.1.3.	Entlastung der Angehörigen / Teilnahme an Angehörigengruppen..	64
5.1.4.	Compliance der Patienten (Einschätzung der Angehörigen)............	67
5.1.6.	Zusammenfassung der bisherigen Ergebnisse..................................	69
5.2.	Beantwortung der Fragestellungen..	74
5.2.1.	Überprüfung der Fragestellungen durch Vergleichsprüfungen.........	74

	5.2.1.1.	Geschlechtsverteilung....................................	74
	5.2.1.2.	Teilnahmehäufigkeit an Angehörigengruppen	76
	5.2.1.3.	Compliance...	79
	5.2.1.4.	Zusammenfassung der Vergleichprüfungen.....	80
5.2.2.	Explorative Datenanalyse durch bivariate Korrelationsprüfung.......		81

6.	Diskussion...	87
6.1.	Beschreibung der untersuchten Angehörigenpopulationen und Selektionseffekte..	87

	6.1.1.	Soziodemographische Variablen.......................................l	87
	6.1.2.	Krankheitsassoziierte Variablen..l	91
	6.1.3.	Belastungen..l	94
	6.1.4.	Teilnahme an Angehörigengruppen...................................l	97
	6.1.5.	Compliance..l	98

6.2.	Mögliche statistische Zusammenhänge, Beantwortung der Fragestellungen.	98
6.3.	Schlußfolgerungen..l	108

8. Zusammenfassung 111

9. Verzeichnisse 116

    9.1. Literatur 116

    9.2. Tabellen 134

    9.3. Abbildungen 135

10. Danksagung 138

1. Einleitung

In der Psychiatrie spielt das soziale Umfeld der Patient/-innen eine große Rolle. Die Informationen von Angehörigen im Rahmen fremdanamnestischer Angaben nehmen einen sehr hohen Stellenwert ein. In der psychiatrischen Forschung sind die Familienangehörigen wichtig, um z. B. die Fragen nach Ursachen, Beginn und dem Verlauf psychischer Erkrankungen untersuchen zu können. Bis vor etwa 15 Jahren fanden in der psychiatrischen Praxis indes Information und Aufklärung der Angehörigen über die Krankheit Schizophrenie nur in der Minderzahl der Kliniken statt. Vielleicht deshalb, weil Anschauungen, wie z. B. dass die Eltern durch ihr Verhalten die Schizophrenie verursachten, den Kontakt zwischen Professionellen und Angehörigen beeinträchtigt haben. Spätestens seit Etablierung des Vulnerabilitäts-Stress-Modells von Zubin und Spring für die Entstehung der Schizophrenien müssen die Eltern „freigesprochen" werden (Zubin J, Spring E, 1977). Diese Formulierung entstammt der ersten großen Publikation der Angehörigenbewegung in Deutschland: „Freispruch der Familie", 1982 herausgegeben von Klaus Dörner und Mitarbeitern. Erstmals wurde einem breiten Publikum die Angehörigen-Perspektive der Krankheit Schizophrenie nahegebracht (Dörner K, Egetmeyer A, Koenning K, 1982).

Es sind aber weitere Umstände in den letzten Jahrzehnten hinzugekommen, die die Bedeutung der Angehörigen für die Psychiatrie veränderte und vergrößerte:

Die neuroleptische Behandlung eröffnete für die Schizophreniekranken die Perspektive, ein Leben in der Gemeinde zu führen. In der Mehrheit der Fälle bedeutete dies, dass die Kranken wieder in ihre Herkunftsfamilien zurückkehren konnten und die Angehörigen mittelbar den zum Teil schwer auszuhaltenden Ausprägungen der Erkrankung ausgesetzt waren ohne dabei Unterstützung aus der Fachwelt zu erhalten.

Die Expressed-Emotions-Forschung (EE) konnte in den Siebzigerjahren erstmals die Bedeutung des familiären Klimas für den Schizophrenieverlauf empirisch nachweisen (Vaughn C, Leff J, 1976). Das emotionale Ausdrucksverhalten (,expressed emotions') der Angehörigen geriet in den Fokus der Forschungsbemühungen und wurde nach einiger Zeit in Form des ,High-EE-Verhalten' als wesentliche Mitverursachung der schizophrenen Erkrankung durch das Verhalten der Angehörigen betrachtet (Bäuml J, 1998).

Familientherapieprogramme, bifokale psychoedukative Gruppen, therapeutische Angehörigengruppen und Angehörigenselbsthilfegruppen, die in wissenschaftlichen Studien überprüft wurden (Goldstein M J, Kopeikin H S, 1981, Falloon et al., 1982; Leff et al., 1982; Hogarty et al., 1986, Lewandowsky L, Buchkremer G, 1988, Schulze Mönking H, 1993) entstanden u. a. zur Klärung der Frage nach der Beeinflussbarkeit der Angehörigenbelastungen mit dem konsekutiven Ziel, die Expressed-Emotions zu verringern und daraus folgend die Rehospitalisierungsrate abzusenken. Ein deutlicher Rückgang der stationären Wiederaufnahmen, z. T. bis um die Hälfte in den Ein-Jahres-Katamnesen war allen Studien als Ergebnis gemeinsam.

Anfang der Neunzigerjahre schälte sich im Zuge der Psychoedukationsforschung zunehmend die Notwendigkeit heraus, die Belastungen der Angehörigen näher zu untersuchen, u. a. da diese via Expressed-Emotions eine Schlüsselfunktion für die Rehospitalisierung der Patient/-innen einzunehmen schienen (Schene A H, 1990; Schene A H, Tessler R C, Gamache G M, 1994). Die Aufdeckung von wichtigen Einflussgrößen auf die Angehörigenbelastungen wie soziodemographische Variablen und Krankheitsverläufe, aber vor allem die Bedeutung von Compliance der Patient/-innen sowie die Effektivität bisheriger Psychoedukationsformen sind für die Weiterentwicklung und Verbreitung der Angehörigenarbeit entscheidend.

2. Literaturübersicht

2.1. Geschichte der Erforschungen der Angehörigenbelastung

Wenn man von der Belastung Angöriger psychisch Kranker spricht („burden'), sollte gleich zu Beginn dem Rechnung getragen werden, dass es sich hierbei um einen Pluralbegriff handelt. Seitdem die Kranken in den letzten Jahrzehnten dank der modernen Psychiatrieentwicklung mehr und mehr am gemeindenahen Leben teilnehmen können, werden sie naturgemäß mit der Komplexität des sozialen Lebens in der Familie und der Gemeinde konfrontiert. Daraus resultieren Belastungen unterschiedlichster Art und Intensität sowohl für die Patient/-innen als auch für deren Angehörigen.

In den späten 50er Jahren begann zaghaft die systematische Erforschung der Belastungen von Angehörigen psychisch Kranker (Brown G W, 1958). Zu dieser Zeit gab es wenig Fachleute in der Psychiatrie, die die Belastungen als solche überhaupt wahrgenommen und deren Reduzierung als ihre Aufgabe betrachtet haben. Als einzelne Phänomene dieser Belastungen mit ihren eigenen Charakteristiken und Ausmaßen erkennbar wurden, führte dies zu ersten Differenzierungen. 1966 unterteilten Hoenig und Hamilton die Belastungen in objektive und subjektive Belastungsbereiche. Ein Konzept der Belastung Angehöriger psychisch Kranker war damit jedoch noch nicht gefunden.

Es wurden mehr und mehr Studien durchgeführt (z. B. Grad J, Sainsbury P., 1963, 1968, Creer C, Wing J K, 1974; Spitzer R et al., 1971; Creer C et al. 1982; im deutschsprachigen Raum: Krauss P, 1976, Katschnig H, 1977, Hell D, Korpela K, 1978). Erstmals formulierte Platt 1985 eine Definition der Belastungen schizophren Erkrankter, nach der, Belastungen auf bestehende Probleme, Schwierigkeiten oder ungünstige Ereignisse hinweisen, die das Leben von für die Patient/-innen bedeutende Menschen, Familienmitglieder oder Mitbewohner/-innen des gleichen Haushalts beeinträchtigen (zit. nach Schene A H, 1990, S. 289).

In den 80er Jahren explodierte gleichsam die Erforschung der Angehörigenbelastung in den USA und Europa (Platt et al.,1980, Hewett S, 1980, Madianos et al., 1987, Smith J, Birchwood M, 1987, Fadden G, Bebbington P, Kuipers L, 1987, Herz M I, Glazer W, Mostzert M, 1991, Buchkremer et al., 1987, Pai S, Kapur L, 1981, Gopinath P S, Chaturvedi S K, 1986).

Unterschiedliche Intrumentarien und Meßinstrumente wurden entwickelt mit unterschiedlichen inhaltlichen Schwerpunkten und Methoden. Sehr gut dargestellt in der Übersichtsarbeit von Schene et al.(1994).

Es zeigt sich, dass im wesentlichen alle Autoren die Unterteilung in subjektive und objektive Belastungen übernommen haben. Innerhalb dieser Grobeinteilung sind unterschiedlichste zu untersuchende Themenkreise untergebracht. Vorschläge für differenziertere Konzeptionen wurden von Platt 1985 und Schene 1990 gemacht (Platt S, 1985, Schene A H, 1990). In einzelnen neueren Arbeiten wird die Unterteilung in objektive und subjektive Belastungen zugunsten stresstheoretischer Modelle aufgegeben. Im Mittelpunkt dieser Studien steht die Wechselbeziehung zwischen verschiedenen Belastungsaspekten, die direkt an die psychische Erkrankung des Familienmitglieds gebunden sind und kognitiv-emotionalen Bewertungsprozessen auf seiten der Angehörigen, wobei Ressourcen und Entwicklungsmöglichkeiten der Familien stärker berücksichtigt werden (Jungbauer J, Bischkopf J, Angermeyer M C, 2001).

Eine *allgemein anerkannte* Konzeption, ein *integratives* Definitionsgerüst des Begriffs ‚Belastung' wurde unserer Kenntnis nach bisher noch nicht gefunden. Nichtsdestoweniger wurde mit dem Begriff ‚Belastung' weitergearbeitet meist dergestalt, dass ‚Belastung' einen Teilaspekt in Interventionsstudien, die das Ziel einer Absenkung der Rehospitalisierungsrate verfolgten, darstellte (Leff J, 1976, Falloon et al., 1985; Katschnig H., 1989,; Buchkremer et al.,1987; Bäuml J, Kissling W, Pitschel-Walz G, 1996). Mit dem Ziel der Absenkung der Rehospitalisierungsrate können sich alle Beteiligten grundsätzlich identifizieren: Patient/-innen, Angehörige und in der Psychiatrie Tätige. Die eigenständige Identität jeder einzelnen Gruppe, ihre z. T. unterschiedlichen Vorstellung über die Wege, die zur Erreichung dieses Ziels dienen, bleiben dennoch gewahrt. Stoffels bezeichnet dies als ‚wohlproportioniertes Dreieck' (Stoffels H 1986, S. 167). Die gemeindenahe Psychiatrie erhielt eine neue Dimension. Die Belastung der Angehörigen wurde in ihren Zusammenhängen mit der Rehospitalisierung und der Erkrankungsausprägung betrachtet. Weitere Fragen betreffen, welche Einflüsse die Belastungen, die durch die Erkrankung der Patient/-innen für die Angehörigen entstehen, verstärken bzw. vermindern? Welche Art von Intervention ist am effektivsten ? Auf Grund des obengenannten Konzeptvakuums gibt es verschiedene Arbeiten mit vielen Überschneidungen aber auch neuen Aspekten sowie eigenen Differenzierungen.

Um sich dem vorliegendem Untersuchungsgegenstand nähern zu können, soll zunächst dargestellt werden, welche Daten in der Literatur zum Thema ‚Belastungsprofil' Angehöriger schizophren Erkrankter bisher veröffentlicht wurden.
Gleiches gilt natürlich für soziodemographische Variablen von Angehörigen und Patient/-innen und Eckdaten der Erkrankung. Schließlich sollen Untersuchungen zitiert werden, die mögliche Zusammenhänge zwischen Belastungsausprägung, soziodemographischen Variablen,

Krankheitsausprägungen, psychoedukative Interventionen und Patientencompliance zum Gegenstand haben.

Beispielhaft seien drei Arbeiten neben anderen Autoren zum näheren Vergleich herangezogen, nämlich Umfragen von

- **A. Huber (1991)**, Dissertation, Umfrage unter Mitgliedern des deutschsprachigen Anteils der schweizer Angerhörigenvereinigung VASK, n=250, von Angehörigen des laufenden Patientenguts der psychiatrischen Klinik Schlössli, n=49, und Angehörigen des laufenden Patientengutes der psychiatrischen Klinik Breitenau, n=46,
- **Angermeyer M C, Matschinger H, Holzinger A (1997)**, Umfrage unter der deutschen Angehörigenvereinigung BAK, n= 576, unveröffentlichtes Manuskript 1995,
- **Sibitz I, Amering M, Kramer B, Griengl H, Katschnig H (2002)**, Umfrage unter Mitgliedern der österreichischen Angehörigenvereinigung HPE, n=182, Eine Vorauswertung dieser Studie machten Katschnig H, Simon M D, Kramer B und veröffentlichten diese 1997.

Auf diese Umfragen sei u. a. deshalb näher eingegangen, da von Huber und Angermeyer ein großer Teil der Instrumente für die hier vorliegende Untersuchung verwendet wurde. In der Diskussion der Ergebnisse werden immer wieder die Untersuchungen von Huber, Angermeyer und Sibitz vergleichend herangezogen.

2.2. Verschiedene Subpopulationen von Angehörigen.

Bei Durchsicht der Literatur müssen Selektionseffekte der jeweilig untersuchten Kollektive berücksichtigt werden. In fast allen (älteren) Studien finden ausschließlich Angehörige aus Angehörigenorganisationen Eingang. Diese sind aber nicht repräsentativ für die Gesamtheit der Angehörigen. Eine Arbeit von Maurin und Boyd (1990) konnte eine Selektion spezifischer Angehöriger innerhalb der amerikanischen Angehörigenvereinigung NAMI zeigen (Maurin J T, Boyd C, 1990). Zum gleichen Standpunkt kommt Angermeyer (Angermeyer M C, 1997). Erst jüngere Arbeiten, z. B. von Angermeyer et al., 2002, beginnen, die Proband/-innen dezidiert nicht aus Organisationen zu rekrutieren.

Tabelle 1: **Vergleich dreier Umfragen hinsichtlich soziodemographischer Daten von Angehörigen.**

Soziodemographische Variablen der Angehörigen:	Huber, 1991, VASK, Schweiz, n = 250	Angermeyer et al., dt.-spr. 1995, BAK, Deutschland, n = 557	Sibitz et al., 2002, HPE, Österreich, n = 182
Alter	Ca. 50 %: 45 – 65 J.	50 % : >60 Jahre	Durchschnitt: 57,83 Jahre SA 11,3 Mütter: 59,94 J. SA 9,79 J. Väter: 64,77 J. SA 9,92 J.
Geschlecht: M/W	23,4 % / 65,6% (Elternpaar: 11,0 %)	27 % / 73 %	17 % / 83 %
In Beziehung zur/zum Patient/in sind die Angehörigen			Mütter/Väter:
Eltern	74,7 %	84,8 %	69,8 % / 7,1 %
Partner/in	14,3 %	7,8 %	7,7 %
Geschwister	4,5 %.	4,5 %	8,8 %
Tochter/Sohn	k. A.	k. A.	3,3 %
Andere Beziehungsart	5,8 %	2,9 %	3,3 %

Auf die besonderen soziodemographischen, krankheitsbezogenen und belastungsspezifischen Merkmale von Angehörigen und Patient/-innen aus Selbsthilfeorganisationen wird in diesem Kapitel eingegangen.

Ein Vergleich zwischen den Arbeiten von Huber, Angermeyer und Sibitz ergab ein Bild soziodemographischer und krankheitsbezogener Daten wie es die Tabellen 1 und 2 widergeben. Die Zahlen legen dar, dass sich innerhalb von Angehörigenvereinigungen psychisch Kranker überwiegend ca. 60-jährige Mütter mit einem ledigen Sohn mitte 30 befinden, der seit 12 - 15 Jahren an Schizophrenie erkrankt ist und mehrere Hospitalisationen hinter sich hat. Häufig besteht keine Erwerbstätigkeit, ein Drittel bis die Hälfte der Patienten wohnen bei den Eltern und/oder in betreuten Wohnformen.
In Selbsthilfeorganisationen schließen sich demnach meist Mütter von Patienten mit schweren und chronischen Krankheitsverläufen zusammen.

Der klinische Alltag lehrt indes, dass Angehörige von Patient/-innen eines laufenden Patientengutes und die Patient/-innen selbst ein uneinheitlicheres Bild soziodemographischer Daten und Eckdaten der Erkrankung abgeben. Angehörigenstudien, die die Teilnehmenden über Patienten, die sich über einen begrenzten Zeitraum in einem allgemeinpsychiatrischen Krankenhaus befinden, rekrutieren und ein Belastungsprofil untersuchen, sind in der Literatur (noch) zu wenig berücksichtigt. Zum Teil ist in den (älteren) Veröffentlichungen nicht angegeben ob es sich um Angehörige aus Angehörigen-Organisationen handelt oder nicht.

2.3. Belastungen von Angehörigen: Einteilung in subjektive und objektive Belastungen, Zusammenhänge mit soziodemographische Daten, Symptomatik und Psychoedukation

Belastung allgemein:

Die Belastung allgemein stellt einen ersten Ausgangspunkt für den Weg ins Dickicht der komplexen Belastungsvielfalt dar. Die spontane direkte Frage: "Wie stark fühlen Sie sich belastet?" ist in der Literatur bemerkenswerterweise kaum zu finden. In zwei der angeführten Referenzstudien wurde sie gestellt.

Die Frage nach dem Ausmaß der allgemeinen Belastung („Wie ist insgesamt die Belastung, die für Sie durch die Erkrankung des Patienten entsteht?") beantworten **82 %** der teilnehmenden Angehörigen, n=250, mit ‚groß bis mäßig' , folgt man der Untersuchung von Huber A, 1991, S. 52. Ein ähnlich hohes Ergebnis legte die Umfrage von Angermeyer et al. an den Tag, nämlich **70,2 %** von 557 Angehörigen sprechen von großen bis mittleren Belastungen (Angermeyer et al., 1997, Seite 217). Beide Untersuchungen wurden wie gesagt in Angehörigenverbänden durchgeführt.

Einteilung der Belastung.

Um den Begriff der Belastung in seiner realen Fülle erfassen zu können ist, wie oben erwähnt, eine sinnvolle Einteilung und Ordnung der einzelne Phänomene erforderlich. Wir folgen – wie bisher üblich in der Literatur – der von Hoenig und Hamilton 1966 getroffenen Einteilung in subjektive und objektive Belastungen (Hoenig J, Hamilton M W, 1966). Eine darauf folgende Definition von ‚subjective' und objective' nach Brown lautet:

„...objective burden is related to social disturbances caused by the patients themselves, while subjective burden refers to ‚distress' actually experienced by those around them. (Brown G W, 1966, zit. nach Schene A H, 1990, S. 289) ".

Tabelle 2: **Vergleich dreier Umfragen hinsichtlich soziodemographischer Daten von *Patient/-innen* und Eckdaten der Erkrankung.**

Soziodemographische Variablen der Patient/-innen und Erkrankungsdaten:	VASK, dt.-spr. Schweiz, Huber A ,1991, n = 250	BAK, Deutschland, Angermeyer et al., 1995, n = 557	HPE, Österreich, Sibitz et al., 2002, n =182
Alter	Ca. 50 %: 25 -49 J.	50 %: 31–40 Jahre	DS: M: 34,11 J., SA 9,02 J. DS: F: 40,24 J. SA 11,31 J.
Geschlecht: M/W	68,8 % / 29,9 %	69,9 % / 30,1 %	72,5% / 27,5 %
Familienstand:			Männer: 84,1 %
Ledig	72,2 %	80,3 %	Frauen:: 56 %
Partnerschaft	16,2 %	11,7 %	Männer: 16 %, Frauen: 30 %
Kinder	k. A.	16,2 %	Männer: 14 %, Frauen: 42 %
Geschieden, getrennt	9,7 %	7,1 %	k. A.
Diagnose Schizophrenie	100 %	65,5 %	100 %
Krankheitsdauer		Median bei ca. 15 J.	DS: M: 12,38 J., SA 7,98 J. DS: F:15,89 J., SA 9,2 J.
Hospitalisationen	Klinikgesamtdauer: < 1 Jahr: 44,2 % > 1 Jahr: 55,8 %	35,8 % hatten > 2 Zwangs- einweisungen	DS: M: 6,4 J, SA 7,2 J DS:F:8,4, SA 8,42
Wohnsituation:			Männer: 25 %
Alleinwohnend	22 %	28,6 %	Frauen: 30 %
Bei Eltern	24 %	k. A.	k. A.
Mit Partner/in	16 %	7,4 %	k. A.
Bei Angehörigen		39,2 %	Männer: 53 %, Frauen: 44 %
Betreute Whg.	13 %	21,1 %	
Erwerbstätigkeit	52,5 % voll-/teilz.	29,5 % voll-/teilz .	Erwerbst.M: 14,4 % F: 4 % Ohne irgendeine Beschäft.: M: 35,6 % F: 46 %

Was nun als subjektiv und was als objektiv zu verstehen ist, darüber scheiden sich die Geister. Dies gilt z. B. für die Belastung, welche durch krankheitsbedingt problematisches Verhalten der Patient/-innen verursacht wird. Einige zählen diese Belastung zu den subjektiven, da sie als emotionale Reaktion der einzelnen Angehörigen gesehen wird, andere zu den objektiven, da sie außerhalb der Angehörigen entstehen. Platt formulierte eine Definition, die besagt, dass alle Störungen der Familie bzw. des Haushaltes (im Zusammenhang mit der Erkrankung des/der Patient/-in), die verifizierbar und beobachtbar sind, eine objektive Belastung darstellen und die Emotionen, die dabei für die Angehörigen problematisch werden, subjektive (Platt S, 1985, Seite 386). Diese Definition konnte sich in der veröffentlichten Forschungspraxis nicht durchsetzen. Es gibt keine international standardisierte explizite Definition von ‚subjective' und ‚objective'. Eher schon ‚implicit', wie Schene et al. in ihrer hervorragenden Übersichtsarbeit über 21 verschiedene Messinstrumente zur Erfassung der Angehörigen-belastung schreiben (Schene et al, 1994, Seite 230). Meist werden in Veröffentlichungen keine Definitionen riskiert, sondern Beispiele zur Orientierung über subjektive und objektive Belastungen angeführt. Schene beschrieb folgende Variablen als objektive:

- Der Alltag innerhalb des Haushalts („Household routine")
- Beziehungen der Familienmitglieder untereinander („Family relations")
- Soziale Beziehungen der Angehörigen außerhalb der Familie („Social relations")
- Freizeit und berufliches Fortkommen der Angehörigen („Leisure time and career")
- Finanzielle Belastungen („Finances")
- Mitbetreuung von Kindern des/der psychisch kranken Angehörigen, die Geschwister der/des Kranken nicht vergessen („Children and siblings")
- Gesundheitliche Belastungen („Health")

„Implicit" orientieren sich die Autoren der vorliegenden Arbeiten an diesen Beispielen. Es folgt eine Übersicht, Tabelle 3, nächste Seite, über objektive Belastungen von wichtigen Erhebungen der einschlägigen Literatur. Hierbei werden die Bereiche regelmäßiger Unterstützung bei Aktivitäten des alltäglichen Lebens (entspricht „Household routine"), Zeitaufwand, finanzielle Belastungen („Finances"), Gesundheit („Health"), Beeinträchtigung des sozialen Lebens („Family relations",„Social relations") und Belastungen durch schwieriges Patient/-innenverhalten zusammengefasst.

Tabelle 3: **Objektive Belastungen (Literaturübersicht):**

Variable	Autor/-innen	Eckdaten der Studie/Kommentar	Ergebnis
Regelmäßige Unterstützung bei Aktivitäten des alltäglichen Lebens	Mac Carthy et al., UK, 1989	n=45, Angehörige schwer chronisch psychisch Kranker, davon 47 % Schizophrene. Rekrutiert aus Tagesstätten. 31 % Eltern, mehr Mütter, 56 % Partner, mehr Ehemänner	Unterstützung bei - Persönliche Hygiene - Haushaltsführung - Einteilung der Finanzen in 22 % - 51 % der Fälle
	Jones et al., USA, 1995	n=189, Angehörige schwer chronisch psychisch Kranker, keine Angabe der Diagnose, aus sozialpsychiatrischen Versorgungsinstitutionen. 78 % weibl. Angehörige, Altersdurchschnitt 52 J., 75 % männl. Erkrankte, Altersdurchschn. 43 J.. Bei 36 % gemeinsamer Haushalt.	Objektive Belastung durch Unterstützung bei - Hausarbeit - Einteilung der Finanzen - Fahrdienste - Tagesstrukturierung - Kontrolle der Medikation in 89 %– 100 % der Fälle
	Huber A, CH, 1991	n=250, Angeh.nur von Schiz. Angehörigenorganisation. 65,5 % Frauen, 74,7 % Eltern, 50 % sind 45 – 65 Jahre alt. 68,8 % männl. Erkrankte. 50 % sind 20 – 39 Jahre alt. In 40 % besteht ein gemeinsamer Haushalt.	Unterstützung durch - Anhören v. Problemen - Hilfe in Krisen - sie/ ihn besuchen - Finanzielles - Haushaltsarbeiten - Verhandlung mit Behörden, Arbeitgebern in 37 % - 75 % der Fälle

....

Variable	Autor/-innen	Eckdaten der Studie/Kommentar	Ergebnis
Zeitaufwand für derartige Unterstützungsleistungen	Angermeyer et al., D, 1995	N=557, Angehörige von 65,5 % Chron. Schizophirenen, rekrutiert aus Angehörigenorganisationen. Soziodemographische Daten entsprechen Studie von Huber A.	35,8 % wenden mehr als 10 Stunden pro Woche auf.
	Clarke R, Drake R, USA, 1994	N=169, Angehörige von 76 % an Schizophrenie und an schizoaffektiver Psychose Erkrankten, zugleich Alkohol- und Cannabismissbrauch	Im Durchschnitt 38,8 h pro 2 Wochen, wenn Patient/-in im gleichen Haushalt lebt vs.16, 7 h pro 2 Wochen, wenn nicht im gleichen H.
Finanzielle Belastung	Angermeyer et al., D, 1995	s. o.	65,9 % der Angeh. geben > 10 % des Monatseink. aus. 47,8 % bez. fin. Belastung als ‚erheblich'
	Clarke R, Drake R, USA, 1994	s. o.	DS 307 – 335$/Monat (Das Doppelte was Eltern in den USA für erwachsene Kinder durchs. ausgeben.
	Peukert R, D, 2001	k. A., zit. nach Schmid et al., 2003	15.000 DM – 20.000 DM pro Jahr
	Huber A, CH, 1991	s.o.	38 % beurteilen ihre finanzielle Belastung als ‚mäßig bis sehr schwer'
	Sibitz et al., A, 2002	n=182, Angeh. von 100 % chron Schizoph. aus österr. Angeh.-Vereinigung HPE. Soz. Profil wie Huber A.	40 % - 59,1 % fühlen sich ‚stark bis sehr stark' finanziell belastet

....

Variable	Autor/-innen	Eckdaten der Studie/Kommentar	Ergebnis
Gesundheitl. Belastungen	Mac Carthy et al., 1989	s. o.	40 % somat., 62,2 % psychische Probleme
	Angermeyer et al, 1995	s. o.	87,1 % spüren gesundheitl. Beeinträchtigungen: > 50 % mittel bis schwer: Grübelei, Innere Unruhe, Reizbarkeit, Schlafstörg., Mattigkeit, Rücken-Nacken- oder Schulterschmerzen, Schwächegefühl (v.Zerssen)
	Huber A, CH, 1991	s. o.	53 % berichten v. körperl., 78 % von psych. Beschw.
	Sibitz et al., A, 2002	s. o.	78 % - 85,6 % spüren mittlere bis schwere gesundheitl.Beeintr.
	Jungbauer et al., D, 2002	n=103, aus stationären, teil-stationären u. ambulanten pychiatr. Einrichtungen . 100 % Schizoph.. Eltern-Koll., n=51: Alter im DS 60,3 Jahre, Patient/-innenalter 33,2 Jahre, Erkrankungsdauer ca. 15 J. Partner-Kollektiv, n=52: Alter durchschn. 46,3 J., Patient/-innenalter 44,8 J. Erkrankungsdauer ca. 11 Jahre	Die Angehörigen suchten im Durchschnitt 20 Male einen Arzt auf. In der vergleichbaren Allgemeinbevölkerung sind dies 11 Male. Die Besuchshäufigkeit bei Hausärzten, Nervenärzten und anderen Fachärzten ist signifikant erhöht.
	Veltro et al., I, 1994	n=27, Angeh. nur von Schizoph. aus Klinik, durchschn. 2,4 Hospitalisationen. Patient.-Alter DS 29,9 J.. Restl. S. wie Huber A.	41 % sprechen von starken gesundheitl. Beschwerden.

Variable	Autor/-innen	Eckdaten der Studie/Kommentar	Ergebnis
Beeinträchtigung des sozialen Lebens (Fortsetzung)	Angermeyer et al., D, 1995	s. o.	34,6 %: Kontaktverlust von Freunden 26,1%: Kontaktverlust von Familienmitgliedern 31 %: Diskriminierungen.
	Sibitz et al., A, 2002	s. o.	68 % - 72 %: Reduktion gesellschaftlicher Kontakte 62 % - 65,2 %: Probleme m. and. Haushaltsmitgliedern
	Szmukler et al., AUS, 1996	N=626, Angehörige von Schizophrenen, meist chronische Verläufe. Angehörige stammen zu 60 % aus Organisationen, 40 % wurden über Patient/-innen aus Kliniken kontaktiert. 66 % weibl. Angehörige, Altersdurchschnitt 53 Jahre, 60 % Mütter, 11 % Väter, 16 % Partner. In 61 % gemeinsamer Haushalt. Keine Angabe d. Patientengeschlechts, Altersdurchschnitt 33 J.	80 % 7 Items von „Effects on family", die die innerfamiliären Beziehungen untersuchen. 5 Items wurden i. S. v. ‚often or always' auftretend von 34 % - 38 % genannt.
			....

Variable	Autor/-innen	Eckdaten der Studie/Kommentar	Ergebnis
Belastungen durch Schwieriges Patient/-innen-verhalten	Huber A, Schweiz, 1991	s. o.	6 Items der Plus-Symptome. 34 % - 35 % „sehr störend" waren davon 3 Items. 4 Items d. Minus-Symptome 29 % - 33%. „sehr störend" waren davon 3 Items.
Belastung d. schwieriges Patient/-innenverhalten (Fortsetzung)	Sibitz et al., A, 2002	s. o.	24 Items aus Plus-Symptomatik, Minus-Symptomatik, Suchtverhalten. „Sorgenbereitend" waren 6 aus dem Plus-Spektrum, 5 aus dem Minus-Spektrum, 1 aus dem Sucht-Spektrum. Wahnideen standen an erster Stelle.
	Szmukler et al., AUS, 1996	s. o.	8 Items ‚difficult behaviour' 4 davon (Reizbarkeit, Rücksichtslosigkeit, Unberechenbarkeit, Dysphorie) wurden in 31 % - 43 % als ‚often or always' auftretend angegeben.
		[Die Negativsymptomatik wird in der Literatur insgesamt als belastungsrelevanter eingeschätzt (z. B. Runiuns und Prudo, 1983, Gopinath und Chaturvedi, 1992, Tucker et al., 1998)].	6 Items aus dem Bereich der negativen Symptomatik wurden von 38 % - 57 % als ‚often or always' auftretend genannt.

Variable	Autor/-innen	Eckdaten Studie/Kommentar	der Ergebnis	
Aggressives, misstrauisches und feindseliges Patient/-innen-verhalten	Angermeyer et al., D, 1995	s. o.		Aggressionen allgemein wurden nur von 19,7 % verneint. 67,8 % gaben verbale A. an, 39,5 % Sachbeschädigung, 31,0 % körperliche Angriffe
	Sibitz et al., A, 2002	s. o.		28,8 % - 30 % bereiteten Zornausbrüche Sorgen, 12,9 % - 18 % Gewalttätigkeiten. 22 % - 23,4 % erleben abweisendes Verhalten der Patient/-innen
	Huber A, Schweiz, 1991	s. o.		34 % empfanden ‚Aggressive Ausbrüche‘, als ‚sehr störend‘
	Winefield, Harvey, AUS, 1994	s. o.		28,9 % sprechen von verbaler Aggression, 15,8 % von Gewalt gegen Dinge und Menschen. 26 % empfinden Misstrauen als belastend.
	Jones et al, USA, 1995	s. o.		5 % geben ‚violence‘ an

Subjektive Belastungen.

Als subjektive Belastungen führt Brown an:

„...a broad range of feelings and emotions, i. e. guilt, uncertainly, ambivalence, hate, anger, sympathy and feelings of loss." (zit. nach Schene A H, 1990, Seite 289f).

In der Übersichtsarbeit von Schmid et al. (2003) zu den Belastungen der Angehörigen psychisch Kranker nennen die Autoren, die aus 345 Artikeln 145 auswählten, folgende emotionale Belastungen, die „eine große Rolle" spielen:

- Schuldgefühle,
- Alleinverantwortung und Einsamkeit,
- Auf und Ab zwischen Hoffnung und Enttäuschung,
- Angst vor Rückfall und Suizid der Erkrankten,
- Gefühl der Hilflosigkeit,
- Ablehnung durch die Erkrankten,
- Trauer und Verlusterleben,
- Zukunftsängste (Schmid et. al., 2003, Seite 122).

Noh und Turner (1987) unternahmen eine Umfrage unter 211 Angehörigen von schwer psychisch Kranken, die sich in psychiatrischen Kliniken in London und St. Thomas, Ontario, Kanada befanden. Die Angehörigen stammten nicht aus Organisationen. 49 % der Patient/-innen litten unter einer schizophrenen Psychose, die anderen überwiegend unter affektiven oder sonstigen Psychosen. Die Autoren kamen zu dem Ergebnis, dass für das Wohlbefinden der Angehörigen die subjektiven Belastungen den Ausschlag geben.

Subjektive Belastungen: Schuldgefühle.

Schuldgefühle nahmen von Anbeginn der Angehörigenarbeit eine zentrale Rolle ein (Creer C und Wing J K, 1973). Eine der ersten deutschsprachigen Veröffentlichungen in Buchform für die Angehörigen hatte auch den bezeichnenden Titel ‚Freispruch der Familie', 1982 von Klaus Dörner, Albrecht Egetmeyer und Konstanze Koenning herausgegeben (Dörner K, Egetmeier A, Koenning K, 1982). Das Ausmaß des Schuldgefühls wird in Erfahrungsberichten Angehöriger deutlich, welches sehr eindrucksvoll in diesem Buch und in dem Nachfolgeband ‚Wenn nichts mehr ist, wie es war' (Deger-Erlenmeier H, Hrsg., 1992) geschildert wird.

Die schon mehrfach zitierte Arbeit von Sibitz et al. stellt eine Spezialauswertung bezüglich Angehöriger von schizophren Erkrankten (n=182) eines befragten Gesamtkollektivs von 262 Angehörigen der österreichischen Angehörigenvereinigung HPE dar. Sie fanden, dass 48 % von Angehörigen von Patientinnen und 41,7 % von Angehörigen von Patienten mit Schizophrenie Schuldgefühle haben (Sibitz I, Amering M, Kramer B, Griengl H, Katschnig H, 2002, S. 151). Heinz Katschnig et al. veröffentlichten 1997 in der Mitgliederzeitschrift der HPE „Kontakt" eine eigene Auswertung von eben diesem Gesamtkollektiv, n=262. Es gaben 45 % der Teilnehmer an, sich schuldig zu fühlen. Auf die interessante Frage, von wem die Beschuldigung ausgehe, antworteten 24 % mit ‚Ich selbst', 34 % benannten die Patient/-innen, 32 % fühlten sich von Freunden beschuldigt und 15 % von Psychiatern (Katschnig H, Simon D, Kramer B, 1997, S. 13).

Subjektive Belastungen: Ängste.

Sibitz et al. boten in ihrer Untersuchung den Angehörigen eine Liste mit Belastungen im Alltag. Von elf Aspekten wie z. B. Erschöpfung Änderung des Lebensplanes, Nervosität etc. nahmen mit 76 % - 79,5 % die Variablen „große Angst vor Rückfällen" und große Angst vor der Zukunft" sowohl bei Angehörigen von Patientinnen als auch bei Angehörigen von Patienten nach „Beeinträchtigung des gesundheitlichen Befindens" den Platz der am häufigsten angegebenen Belastungen ein (Sibitz I, Amering M, Kramer B, Griengl, H, Katschnig H, 2002, Seite 151).

J. Bäuml führte 1991 eine Interventionsstudie mit Angehörigen von 48 Patienten durch. Vor Intervention in Form einer informationszentrierten psychoedukativen Angehörigengruppe bestätigten nur 31 % der Beteiligten die Aussage „bezüglich der Zukunft des Patienten fühle ich mich gelassen." Nach der 10 Sitzungen umfassenden Intervention erhöhte sich dieser Anteil auf 60 % (Bäuml J, 1991, S. 52).

Subjektive Belastungen: Depressionen und weitere psychische Belastungen

Sibitz et al. dokumentierten in ihrer Arbeit, dass 23,1 % der Angehörigen von Patientinnen und 40,7 % der Angehörigen von Männern angaben, unter Depressionen zu leiden (Sibitz I, Amering M, Kramer B, Griengl H, Katschnig H, 2002, S. 151). Veltro et al.(1994) die bereits in der Übersichtstabelle objektiver Belastungen erwähnt wurden, siehe Tabelle 3, geben an, dass sich 59 % der Angehörigen depressiv fühlen und zum Weinen neigen. Ein deutlich erhöhtes Risiko für Depressionen bei Partner/-innen von psychisch Kranken fanden auch Wittmund et al. (Wittmund B, Wilms H U, Mory C, Angermeyer M C, 2002).

Franz et al. (2002) erhoben die subjektiven Belastungen sowie den Grad der psychosomatischen Gesundheit von Angehörigen schizophren und depressiver Patient/-innen auf der Grundlage des General Health Questionnaire (GHQ): Das Ausmaß der gesundheitlichen Belastung lag mit einem Punktwert von 8,9 deutlich über dem einer gesunden Vergleichsgruppe (3,7) und entspricht dem einer Stichprobe von Medizinstudenten kurz vor dem Examen. Der Schwellenwert bezüglich einer Behandlungsbedürftigkeit ist bei 62 % der Angehörigen überschritten (zitiert nach Schmid et al., 2003, Seite 120). Jungbauer J, Mory C, Angermeyer M C fanden, dass 57,6 % der Frauen gegenüber 27,0 % der Männer unter psychischen Belastungen litten. Dabei waren es bei 48,5 % Depressionen. Die errechnete Lebenszeitprävalenz betrug das 2,8fache der Allgemeinbevölkerung (Jungbauer et al., 2002, Seite 551).

Mögliche Zusammenhänge in Bezug auf die Belastung

Belastung und soziodemographische der Patient/-innen und krankheitsbezogene Daten.

Studien, die einem möglichen Zusammenhang zwischen soziodemographischen Variablen der Patient/-innen, z. B. Geschlecht der Patient/-innen und dem Belastungsausmaß nachgegangen sind, kamen zu uneinheitlichen und verschieden zu interpretierenden Ergebnissen. Baronet veröffentlichte 1999 eine Metaanalyse von 28 quantitativen Untersuchungen und stellte fest, dass überwiegend keine Zusammenhänge zwischen soziodemographischen Faktoren und den Belastungen gefunden worden sind. Nachdem es aber immer wieder Arbeiten gibt, die dennoch Zusammenhänge nachweisen können, s. o., bezeichnet die Autorin die Befundlage als ‚uneindeutig' (zit. nach Jungbauer J, Bischkopf J, Angermeyer M C, 2001, S. 106).

Patient/-innengeschlecht.

In der Literatur zu Geschlechtsunterschieden von schizophren Erkrankten wird oft ein besserer Krankheitsverlauf für Frauen beschrieben, z. B. Häfner et al. (1998). Frauen erkranken etwa 3 – 5 Jahre später als Männer und sind vor Ausbruch der Krankheit besser sozial integriert, z. B.

Deister und Maneros (1992). Bebbington und Kuipers (1995) berichten von weniger Rückfällen bei Patientinnen. Nach Hambrecht und Häfner (1992, 1997) treten bei Frauen Aggressivität, Gesetzeskonflikte sowie Komorbidität mit Suchterkrankungen seltener auf. Die Autoren beurteilen dies nicht als krankheitsspezifisch sondern als geschlechtsspezifisches Reaktionsmuster.

Bezüglich der Frage, ob männliche oder weibliche Erkrankte *für die Angehörigen belastender* seien, sind in der Literatur unterschiedliche Ergebnisse zu finden: Laut Schene (1990) sahen Hoenig und Hamilton (1966), Grad und Sainsbury (1968), keine Beziehung. Auch Angermeyer et al. (1997) konnten bei der Analyse ihrer Umfrage unter 557 Angehörigen keinen Trend ausmachen. Mors et al.(1992) fanden, dass männliches Geschlecht signifikant mehr mit subjektiver Belastung („distress') zusammenhänge. Diese Untersuchung beschränkte sich aber nicht auf schizophrene Erkrankungen sondern schloss auch affektive Psychosen sowie Angststörungen und Suchterkrankungen ein. Seeman und Hauser (1984) zeigen in ihrem Review der bis 1984 gängigen Literatur, dass sich weibliche Erkrankte suffizienter um den Haushalt kümmern konnten, ihre sozialen Rollen besser erfüllten und seltener unter Krankheitssymptomen litten, so dass sie ihren Angehörigen weniger Sorgen machten. Sibitz et al. (2002) kamen in ihrer Umfrage unter der österreichischen Angehörigenorganisation zu dem Ergebnis, dass alle, die sich um männliche kranke Familienmitglieder kümmern, belasteter seien, unabhängig davon ob die Angehörigen Männer oder Frauen sind. Die Angehörigen leiden unter Depressionen und Erschöpfung. Die Autoren meinen, dass die höhere Belastung nicht durch einen schwereren Krankheitsverlauf bei Männern erklärt werden kann, da in der Studie die Frauen die schwerere Krankheitsverläufe zeigten. Winefield und Harvey (1993) fanden in der oben schon erwähnten Untersuchung, dass Angehörige, die sich um weibliche Kranke kümmern, insgesamt belasteter seien.

Patient/-innenalter.

Das Patientenalter korreliert erwartungsgemäß mit der Erkrankungsdauer. Ein Zusammenhang mit der Belastung wird in der Literatur beschrieben. Dabei gibt es unterschiedliche Auffassungen darüber, ob jüngere Patienten belastender seien (Hoenig J, Hamilton H W, 1966) oder ältere (Grad J, Sainsbury P, 1968), und welcher Art die hervorgerufene Belastung ist (Letzteres trifft auch auf das Patientengeschlecht zu.). Hoenig und Hamilton (1966) und MacCarthy (1989) sprechen von einem ‚burn-out' bzw. einem ‚end-stage-plateau', einem Zustand der erreichten maximalen Belastungstoleranz mit Resignation, aber auch mit der

Erfahrung, überlebt und den Haushalt aufrechterhalten zu haben und der Aussicht, dass es wahrscheinlich nicht mehr schlimmer kommen werde (Mac Carthy, Lesage A, Brewin C R, Brugha T S, Mangen S, Wing J K, 1989, S. 734).

Geschlecht der Angehörigen.

Bezüglich des Geschlechts der Angehörigen wurde in einer Vielzahl von Studien übereinstimmend berichtet, dass weibliche Angehörige größere Belastungen erleben als männliche Angehörige. Dies hängt wohl damit zusammen, dass bisher überwiegend Kollektive für Studien rekrutiert wurden, in denen Frauen zugleich Mütter der Patient/-innen sind und traditionell die Rolle der wichtigsten Bezugsperson einnehmen und damit meist die Hauptlast der Beziehung übernehmen. Jungbauer J, Bischkopf J und Angermeyer M C machten in ihrer Übersichtsarbeit 6 Studien aus, in denen übereinstimmend berichtet wird, dass weibliche Angehörige eine größere Belastung erleben (Jungbauer J et al., 2001, Seite 106) .
In obengenannter Studie von Jungbauer et al. (2002) litten 18 % der weiblichen Angehörigen unter Symptomen einer somatoformen Störungen, bei den Männern waren es 0 % (Jungbauer J, Mory C, Angermeyer M C, 2002, Seiten 551f).

Form der Beziehung zu den Patient/-innen

Winefield & Harvey (1994) stellten fest, dass Eltern und Ehepartner im Unterschied zu Kindern, Geschwistern und Freunden von schizophren Erkrankten die meiste Belastung aushalten mussten. El Islam M F (1979, 1982) kam zu der Unterscheidung zwischen Kernfamilie und Großfamilie ('nuclear an extendet families'). Die familiäre Gesamtbelastung war in der Großfamilie geringer.
Eine Studie von Magliano und Fadden et al. (1999) hatte keinen statistisch signifikanten Belastungsunterschied zwischen key-relatives und Nicht-key-relatives feststellen können. Es wurden zwei Kollektive untersucht, eines in Neapel (n = 25) und eines in Aylesbury, UK, (n = 20) mit vergleichbaren Ergebnissen unter Anwendung eines validierten Instruments, des ‚Family Problems Questionnaire', FPQ, siehe auch ‚Methodik'. Voraussetzung war eine gemeinsame Umgebung (‚same environment') für mindestens 5 Tage pro Woche von Patient/in mit wenigstens 2 erwachsenen Angehörigen (Magliano L, Fadden G, Fiorillo A, Malagone C, Sorrentino D, Robinson A, Maj M, 1999, S. 12 – 14).

Weitere soziodemographische Aspekte.

Noh und Turner (1987) fanden einen statistisch signifikanten Zusammenhang zwischen niedrigem Bildungsstand und erhöhten GHQ-Werten (GHQ = General Health Questionnaire) zum Ergebnis. Erhöhte GHQ-Werte gingen statistisch signifikant mit erhöhter objektiver und subjektiver Belastung einher (Noh S, Turner J, 1987 S. 268).

An dieser Stelle sei auch eine Arbeit von Biegel et al. (1994) erwähnt, in welcher 103 Angehörige mit niedrigerem sozioökonomischem Status hinsichtlich der Belastung untersucht wurden. Eine multiple Regressionsanalyse legte einen positiven Zusammenhang zwischen der Häufigkeit von Verhaltensauffälligkeit der Patient/-innen einerseits, der in Anspruch genommenen Unterstützungsmöglichkeiten der Angehörigen andererseits und einem erhöhten Belastungsniveau der Angehörigen an den Tag (Biegel D E, Milligan E S, Putnam P L, Song L Y, 1994, S. 481 – 484).

Cook und Lefley et al. kamen 1994 zu einer qualitativen Unterscheidung in Abhängigkeit vom Alter der Angehörigen: Ältere Angehörigen wären demnach durch die kognitiven Beeinträchtigungen der Patienten gestört, während jüngere Angehörige unter dem problematischen Verhalten litten (Cook J A, Lefley H P, 1994, S. 443).

Symptomatik und Belastung.

Neben den soziodemographischen Charakteristika werden in der Literatur sehr häufig die Symptome der Patient/-innen als mögliche Einflussgrößen auf die Belastungen der Angehörigen untersucht. Es wird von den Autoren vornehmlich die Unterscheidung in Plus- und Minussymptome vorgenommen. Plussymptome sind demnach der floriden Psychose zuzuordnen mit Wahnphänomenen, Sinnestäuschungen, Aggressivität, Unruhe, Denkzerfahrenheit usw.. Minussymptome sind Affektverarmung, Sprachverarmung, Antriebsschwäche, sozialer Rückzugzug, Verlangsamung usw., die meist vor und nach einer floriden Episode vorherrschen. Sie können auch – wie die Plussymptome - Ausdruck eines chronischen Verlaufes sein.
Meist werden Minussymptome als belastender beschrieben (Creer C, Wing J K, 1974; MacCarthy B et al., 1989; Fadden G, Bebbington P, Kuipers L, 1987; Gopinath P S, Chaturvedi S K, 1992, North C S, 1998). Einzelne Studien kamen zum gegenteiligen Ergebnis (Brown G

W,1958; Grad J, Sainsbury P, 1963; Gibbons et al., 1984, Katschnig et al,1994). Es gibt auch Studien, in denen nicht explizit nach Plussymptomen aber nach ‚disturbing behaviour'gefragt wird (Szmukler et al.,1996; Johnson D L, 1990). Das ‚disturbing behaviour' wurde tendenziell belastender empfunden.

Gubman et al.(1987) fanden beide gleichbelastend, ebenso Mueser et al. (1996).

Ein eindimensionales Denken scheint hier, wie auch bei obiger Frage nach einem Zusammenhang soziodemographischer Variablen und Angehörigenbelastung, nichts Erhellendes beizutragen. Etwas differenzierter gingen Provencher und Mueser auf das Problem ein:

Provencher und Mueser (1997) unterzogen dieses Thema einer genauen statistischen Prüfung:
Ein Kollektiv von 70 Angehörigen, überwiegend aus der amerikanischen
Angehörigenbewegung (NAMI) rekrutiert, wurde u. a. mittels folgender Skalen befragt:

1) Behavioural Disturbance Scale, BDS. Diese Skala wurde aus der Social Behavioural Assessment Schedule, SBAS, von Platt et al. entwickelt. Gemessen wird die Schwere von acht positiven und acht negativen Symptomen aus 22 angebotenen Antwortmöglichkeiten.
2) The Subjective Burden Scale, SBS. Dieses Instrument stammt ebenfalls aus der SBAS. Es handelt sich um eine Self-report-Skala, die auf einer vierstufige Ordinalskala den „Emotional distress" in Abhängigkeit von den 22 Verhaltensweisen der BDS misst.
3) The Objective Burden Questionnaire, OBQ. Auch dieser Fragebogen stammt aus der SBAS. Gemessen wurden 18 negative Konsequenzen aus der Erkrankung eines Familien- Mitgliedes.

Es bestanden folgende signifikante Korrelationen:

Eine Verstärkung der *objektiven* Belastungen ging mit erhöhten *negativen* Symptomen einher.
Eine Verstärkung der *subjektiven* Belastungen ging sowohl mit erhöhten *positiven* als auch erhöhten *negativen* Verhaltensweisen einher.
Es zeigte sich keine Korrelation zwischen positiven Symptomen und objektiver Belastung.
(Provencher H L,Mueser K T, 1997, S. 74 – 76).

Einen konkreten Zusammenhang zwischen somatisch-gesundheitlicher Belastung der Angehörigen und allgemeinen psychischem Funktionsniveau der Patient/-innen konnten Jungbauer et al. (2002 b) nachweisen: Unter 65 Angehörigen von Schizophreniekranken, zugleich Angehörigen, die an starken somatischen Beschwerden litten, waren es n=46, deren krankes Familienmitglied einen GAF-Wert < 50 und n=19, deren krankes Familienmitglied einen GAF-Wert >50 aufwiesen (Jungbauer J, Mory C, Angermeyer M C, 2002 b, S. 553).

Eine neuere Studie von Harvey et al. beschäftigte sich nicht mit dem klassischen Belastungsbegriff sondern mit der Bewertung der Sorge um die Erkrankten („appraisal of caregiving") bei 151 Angehörigen von psychisch Kranken (80 % Schizophrene, 8 % schizoaffektiv Erkrankte) und psychischen Stress nach dem Stress-Coping-Modell nach Lazarus und Folkman. Eine lineare Regressionsanalyse konnte keinen signifikanten Zusammenhang zwischen professionell festgestellter (objektiver) Symptomatologie und Bewertung bzw. Stress nachweisen (Harvey K, Burns T, Fahy T, Manley C, Tattan T, 2001b).

Boye et al., fanden in einer 2001 veröffentlichten Studie über 50 Angehörige von 36 Patient/-innen, dass keine Korrelation zwischen Belastung ('distress') der Angehörigen und Symptomatologie der Patient/-innen bestand – sofern sie durch standardisierte Interviews, z. B. PANSS, von Professionellen festgestellt worden war. Allerdings besteht eine Korrelation zwischen 'Distress' (durch das General Health Questionnaire, GHQ, gemessen) und der Belastung (durch die 'Perceived Family Burden Scale', PFBS, gemessen). Letztere beinhaltet Symptome der Patient/-innen, die von den Angehörigen berichtet werden. Das subjektive Erleben der Symptome ist höchstwahrscheinlich das wirklich Belastungsrelevante (Boye B, Bentsen H, Ulstein I, Notland T H, Lersbryggen A, Lingjärde O, Malt U F, 2001)

Die direkte Befragung der Angehörigen selbst, wie in der vorliegenden Arbeit geschehen, ist demnach der beste Zugang zur Erforschung der Angehörigenbelastung.

2.4. Interventionen bei Patient/-innen und Angehörigen.

Mit Beginn der Wahrnehmung der Angehörigen schizophren Erkrankter als Belastete und vor allem als caregivers fanden quasi zugleich Überlegungen und Versuche statt, die Angehörigen in die therapeutischen Bemühungen miteinzubeziehen. Es lag die Idee einer positiven Beeinflussung des Schizophrenieverlaufes durch Veränderung des Familienklimas zugrunde.

Einen wichtigen Beitrag leisteten die 'EE-Forscher' Leff und Vaughn in einer Studie von 1976, in der sie gewisse Interaktionsmuster zwischen Patient/-innen und Angehörigen herausfanden, die beeinflussbar sind. Eines davon ist die Veränderung des emotionalen

Ausdrucksverhaltens, das in sogenanntes High-EE- („high expressed emotions') und Low-EE- („low-expressed emotions') Verhalten einteilbar ist (Vaughn C, Leff J, 1976). Wie sehr ein High-EE-Status bei den Angehörigen ein Risiko für die Patient/-innen sein kann, verdeutlicht z. B. eine Studie von Paul Bebbington und Liz Kuipers, in der eine signifikant erhöhte Rückfallrate nachgewiesen wurde (Bebbington P, Kuipers L, 1994, Seite 713).

Genauere Charakterisierung psychoedukativer Angehörigenarbeit und deren Effekte auf die Angehörigenbelastung:

Buchkremer et al. (1988) unterscheiden die Familientherapie von der Angehörigenarbeit und davon wiederum die therapeutische Gruppenarbeit mit Angehörigen schizophrener Patienten (Buchkremer G, van der Ven M, Schulze-Mönking H, 1988). Charakteristisch ist, dass die Expertendominanz der Familientherapie im engeren Sinn in der Angehörigenarbeit zumeist nicht mehr aufrechterhalten wird. Von patientenzentrierter über angehörigenzentrierte Angehörigengruppen bis hin zu den Selbsthilfegruppen nimmt die Angehörigendominanz entsprechend zu, s. u., (Katschnig H, Konieczna T, 1989).

Ein weiteres Unterscheidungsmerkmal liegt darin, dass der Familientherapie eine Theorie zu Grunde liegt, entweder psychoanalytischer, lerntheoretischer oder systemtheoretischer Art. Von dieser Theorie ist auch die Herangehensweise an die Probleme der Angehörigen schizophren Erkrankter geprägt. Die psychoedukativ orientierte Angehörigenarbeit beruht jedoch fast rein auf empirischen Erkenntnissen, die zum großen Teil auf die EE-Forschung der 70er und 80er Jahre zurückgehen. Dadurch unterscheidet sie sich von o. g. psychotherapeutischen Ansätzen. Bei der Zielsetzung der psychoedukativen Angehörigenforschung ging es schwerpunktmäßig um die positive Beeinflussung des Schizophrenieverlaufs. Darüber hinaus konnten belastungsreduzierende Effekte im subjektiven Bereich nachgewiesen werden (Falloon I R H, Pederson J, 1985, MacCready et al., 1991; Schneider et al. 1991; Scherrmann et al., 1992). Abramowitz und Coursey (1989) sprechen von verminderter Angst, Isolation und reduziertem Stress (Abramowitz I, Coursey R, 1989, S. 235), Birchwood M, Smith J und Cochrane R (1992) von geringerer Beklemmung und Angst (Birchwood M, Smith J, Cochrane R, 1992, S. 810).

Jenseits kontrollierter Studien, denen man einen sekundär-präventiven Anspruch zuschreiben darf (Expertendominierte Angehörigengruppe), gibt es deutliche Hinweise auf einen entlastenden Effekt angehörigendominierter Angehörigengruppen, also Selbsthilfegruppen:

In der Befragung von Angermeyer (1995) innerhalb der deutschen Angehörigenvereinigung BAK gaben 61,9 % von 576 Befragten an, mindestens einmal in den drei Monaten vor Befragung eine Angehörigenselbsthilfegruppe in Anspruch genommen zu haben. Weiterhin gaben 21,4 % an, die Angehörigenselbsthilfegruppe öfter aufzusuchen, wenn es den Patient/-innen schlechter gehe, 29,3 % meinten, dies gleich oft zu tun, 46,7 % gaben keine Antwort, 2,7 % wollten die Gruppe seltener aufsuchen (Angermeyer M C, 1995).

Katschnig (1997) stellte in seiner Umfrage innerhalb der österreichischen HPE die Frage, was Angehörige besonders hilfreich fanden. 79,4 % von 228 Teilnehmenden nannten die Zeitschrift der HPE ‚Kontakt', gefolgt von ‚Erfahrungsaustausch', 65,5 % und ‚Diskussion', 56,5 %. Weiterhin gaben 64 % von 255 Befragten an, dass das Gespräch mit anderen Betroffenen eine wichtige Informationsquelle über Krankheit darstellte (Katschnig et al., 1997).

2.5. Compliance der Patient/-innen.

Auf der Konsensus-Konferenz in Brügge 1989 wurde die Empfehlung einer neuroleptischen Rezidivprophylaxe von ca. 2 Jahren nach Erstmanifestation einer Schizophrenie ausgesprochen, für eine Zeit von ca. 5 Jahren nach Zweitmanifestation und ohne klare zeitliche Begrenzung nach Drittmanifestation (Kissling W, 1991). Demgegenüber sprechen naturalistischen Studien von Compliance-Raten von nur 40 – 50 % (Mayer C, Soyka M, 1992), Ähnliche Compliance-Raten sind auch bei Babiker (1986) zu finden.

Untersuchungen, z. B. von McEvoy et al. (1989), zeigten, dass es einen starken Zusammenhang zwischen mangelnder Krankheitseinsicht und Non-Compliance gibt, bzw. mangelnder Krankheitseinsicht und dem „Revolving-Door-Phenomenon" (Haywood et al., 1995, S. 858). Die berechtigte Skepsis, ob schizophren Erkrankte vor dem Hintergrund bestimmter neuropsychologischer Defizite und Informationsverarbeitungsstörungen, das vermittelte Wissen über ihre Erkrankung behalten können, konnte z. B. die Münchener PIP-Studie widerlegen (Bäuml J, Kissling W, Pitschel-Walz G, 1996).

Wenn nun vom Patienten erwartet wird, sich mit diesem therapeutischen Regime zu arrangieren, ist eine umfassende Unterrichtung seitens der Professionellen notwendig. Hornung et al.,(1993), Bäuml et al., (1996), Wienberg (1995) berichten davon, dass psychoedukative Gruppen diese Aufgabe in geeigneter Weise übernehmen und die Compliance der Patient/-innen positiv beeinflussen können. Evaluationen in der Meta-Analyse von de Mari u. Streiner konnten compliancefördernde Effekte nachweisen (Mari de J, Streiner D L, 1994).

Die hier erwähnten Studien führten Psychoedukation unter Miteinbeziehung der Angehörigen durch und fanden auch eine Complianceverbesserung. Dies führt zu der Annahme, dass Behandlungstreue u. a. von Einstellungen der Familie und der Gesellschaft abhängen, in der die Patient/-innen leben. Angermeyer (1994) führte 1990 Umfragen zur Akzeptanz der Psychopharmakotherapie in der Bevölkerung durch, wobei Medikamente deutlich weniger Anerkennung fanden als z. B. Psychotherapie, nur jeder 7. Befragte sah in Psychopharmaka einen supportiven Effekt. Nur 7 % von 189 speziell zur Krankheit Schizophrenie Befragten meinten, dass Psychopharmaka einen heilenden Effekt haben können (Angermeyer M C , 1994, S. 119). In Anbetracht der Tatsache, wie wenig das Thema ‚psychische Erkrankungen' in der Öffentlichkeit präsent ist, dürfte das genannte Ergebnis an der mangelnden Information der Bevölkerung liegen. Bäuml et al. (1996 a) konnten einen nachhaltigen Wissenszuwachs durch Psychoedukation nachweisen. Im weiteren legen die Veröffentlichungen von Bäuml et al. (1996 b) und von Wiedemann et al. (1995) nahe, dass der Familie ein supportives Potential innewohnt, die regelmäßige Medikamenteneinnahme zu fördern.

Ergänzend sei hinzugefügt, dass Albus et al. (1995) nachweisen konnten, dass die Vermittlung eines schwerpunktmäßig biologischen Krankheitsmodells größere Compliance bewirkt als ein psychosozial orientiertes Krankheitskonzept (Albus M, Burkes S, Scherer J, 1995, S. 230).

Der empirische Nachweis eines belastungsreduzierenden Effekts zwischen Patientencompliance und Angehörigenbelastung ist unseres Wissens bisher noch nicht durchgeführt worden. Der Einfluss von Psychoedukation durch Angehörigengruppen auf das Belastungsprofil der Angehörigen ist ebenfalls noch unzureichend untersucht. Deshalb war es das Ziel dieser Untersuchung, den möglichen Einfluss einer Complianceverbesserung mit daraus resultierender positiver Beeinflussung des Behandlungsverlaufes der Patient/-innen auf das Gesamtbefinden der Angehörigen zu beleuchten.

3. Fragestellungen

Die Durchsicht der einschlägigen Literatur ergab, dass Psychoedukation nicht nur bei der Reduktion der Rehospitalisierungsrate eine entscheidende Rolle zu spielen scheint, es gibt auch Hinweise, dass sie belastungsreduzierend im sozialen Umfeld wirkt.

Wie im vorhergehenden Kapitel gezeigt, bestehen viele Hinweise darauf, dass einige weitere Einflussgrößen auf die Belastung relevant sind. Die soziodemographischen Daten von Angehörigen und Patient/-innen und die krankheitsassoziierten Variablen sind hier an erster Stelle zu nennen. Deshalb soll zunächst die Frage nach einem möglichen Zusammenhang zwischen Belastungen und soziodemographischen Daten sowie Eckdaten der Erkrankung gestellt werden, bevor ein möglicher Einfluss von Psychoeduktion und Patient/-innencompliance auf die Belastungen der Angehörigen erörtert werden.

Fragestellungen der vorliegenden Untersuchungen:

3.1.: Besteht ein Zusammenhang zwischen soziodemographischen Variablen von Patient/-innen und ihren Angehörigen mit der Angehörigenbelastung?

3.2.: Besteht ein Zusammenhang zwischen krankheitsassoziierten Variablen der Patient/-innen und der Angehörigenbelastung?

3.3.: Besteht ein belastungsreduzierender Effekt durch Teilnahme an Angehörigengruppen allgemein und informationszentrierter Kurzzeit-Psychoedukation im besonderen?

3.4.: Besteht ein belastungsreduzierender Effekt durch hohe Patientencompliance?

4. Methodik

4.1. Praktisches Vorgehen, Beschreibung der untersuchten Kollektive „Kaufbeuren" und „PIP".

Es wurde eine Befragung von zwei unterschiedlichen Stichproben Angehöriger psychisch Kranker im Zeitraum Juni – November 1996 mittels Fragebögen durchgeführt. Zunächst wurden 127 Fragebögen auf einer Angehörigentagung am 14.06.96 im Bezirkskrankenhaus Kaufbeuren verteilt. Es handelte sich bei dieser Veranstaltung um die „2. Kaufbeurer Angehörigentagung" mit dem Motto „Gemeinsam statt Einsam". Träger war das Bezirkskrankenhaus Kaufbeuren, Direktor Dr. Michael von Cranach, und der Bayerischen Gesellschaft für psychische Gesundheit e. v., eines sozialpsychiatrischen Wohlfahrtsvereins. Organisiert wurde die Tagung von Herrn K. Stöhr, Diplompsychologe an der Ambulanz des BKH Kaufbeuren, H. Deger-Erlenmeier, Angehöriger und Diplomsozialarbeiter, tätig in der ambulanten Psychiatrie in Pforzheim und Frau I. Spielmann, Ärztin am BKH Kaufbeuren. Es wurden ca. 500 Einladungen an Angehörige psychisch Kranker, die sowohl Mitglieder von organisierten Angehörigenverbänden waren als auch an ‚nichtorganisierte' Angehörige verschickt. Hinsichtlich der Diagnose oder Chronizität der Erkrankung des psychisch kranken Familienmitgliedes wurden keine Ein- oder Ausschlußkriterein gestellt. Das Einzugsgebiet umfaßte ganz Bayern und die an Bayern angrenzenden Gebiete Baden-Württembergs. Ca. 200 Angehörige waren zu der Veranstaltung erschienen. Von den 127 ausgeteilten Fragebögen wurden 50 Bögen zurückgesandt, dies entspricht einer Rücklaufquote von 39,4 %. Alle Fragebögen waren ausreichend ausgefüllt und verwertbar.

Dieses Kollektiv erhielt den Namen ‚Kaufbeuren-Kollektiv.' Der Einfachheit werden die Angehörigen dieses Kollektivs zuweilen auch ‚Kaufbeurer Angehörige' genannt, obwohl es sich nicht nur um Angehörige von Patient/-innen des BKH Kaufbeuren handelt.

Nach Durchsicht der ersten Ergebnisse erfolgten geringfügige Änderungen des Fragebogen-Instrumentariums; anschließend wurde die Befragung des zweiten Kollektivs durchgeführt. Dieses Kollektiv (n = 101) erhielt das Namenskürzel ‚PIP'. Es handelt sich um eine Teilstichprobe aus der Münchener PIP-Studie von 1990 bis 1994 (Bäuml J, , Kissling W, Pitschel-Walz G, 1996 b), nähere Beschreibung siehe unten. Auf Grund des großen Fragebogenumfanges mit 271 Antwortmöglichkeiten wurde versucht die Kontaktaufnahme so zu gestalten, dass für eine maximale Fragebogencompliance und eine möglichst vollständige Beantwortung der Bögen die optimalen Bedingungen bestanden, um eine größere

Rücklaufquote als die 39,4 % des Kaufbeuren-Kollektivsbestanden erzielen zu können. Deshalb wurde die Fragensammlung in zwei Teile aufgeteilt und 88 Angehörigen wurde ein Teil, verbunden mit einer Einladung zu einem Informationsabend in der Klinik, mit der Post zugestellt. Die Angehörigen und die Patienten hatten sich während des Index-Aufenthaltes bereit erklärt, an einer späteren Katamneseerhebung teilzunehmen. 4 Angehörige konnten unter der archivierten Adresse nicht erreicht werden.

Ein bis zwei Wochen nach postalischer Zustellung des ersten Fragebogenabschnittes und der Einladung nahmen wir noch einmal telefonisch Kontakt auf, wobei 47 Angehörige zusagten oder versprachen, sich noch einmal zu melden. Im Rahmen dieses Info-Abends wurden die Ergebnisse der Einjahres-Katamnese von der Münchener PIP-Studie, an der ja alle teilgenommen hatten, vorgestellt. Die Angehörigen wurden ermuntert, den ersten Teil des Fragebogens mitzubringen und den zweiten Teil während der Informationsveranstaltung auszufüllen. Letztlich erschienen 25 Angehörige, die sich zu einem von den sechs angebotenen Terminen einfanden. Durch erneute postalische Kontaktaufnahme mit den Angehörigen, die nicht erschienen waren, konnten wir die Anzahl vollständig ausgefüllter Fragebögen erhöhen. Angehörige, deren Wohnort mehr als 50 km von der Klinik entfernt lag, wurden nur postalisch und telefonisch auf die Fragebögen angesprochen ohne dabei eine Einladung auszusprechen.

Die Anzahl von teilweise ausgefüllten Bögen beträgt 8.

Das PIP-Gesamtkollektiv setzt sich wie folgt zusammen: 21 und 25 vollständig ausgefüllte Fragebögen ergeben 46 vollständig ausgefüllte Fragebögen. Mit 8 unvollständig ausgefüllten aber verwertbaren Fragebögen gingen insgesamt 54 Fragebögen in die Auswertung ein. Die Rücklaufquote betrug 53,5 %.

Gesamtdarstellung der Rekrutierung siehe Pfeildiagramm in der Abbildung 1, nächste Seite.

Kurzbeschreibung der PIP-Studie.

Anfang der 90er Jahre wurde in München die vom Bundesministerium für Forschung und Technologie geförderte sogenannte PIP-Studie durchgeführt; die Abkürzung ‚PIP' steht für Psychose-Informations-Projekt. An drei psychiatrischen Kliniken (TU München, LMU München, BKH Haar) fand eine Untersuchung zur Bedeutung psychoedukativer Maßnahmen bei Patienten und Angehörigen statt. Dabei handelte es sich um eine randomisierte prospektive Vergleichsstudie, in die 236 stationäre schizophrene Patienten samt ihren Angehörigen einbezogen wurden. Der bifokale Ansatz einer informationszentrierten Psychoedukation in

Abbildung 1: **Rekrutierung der Angehörigen des PIP-Kollektivs**

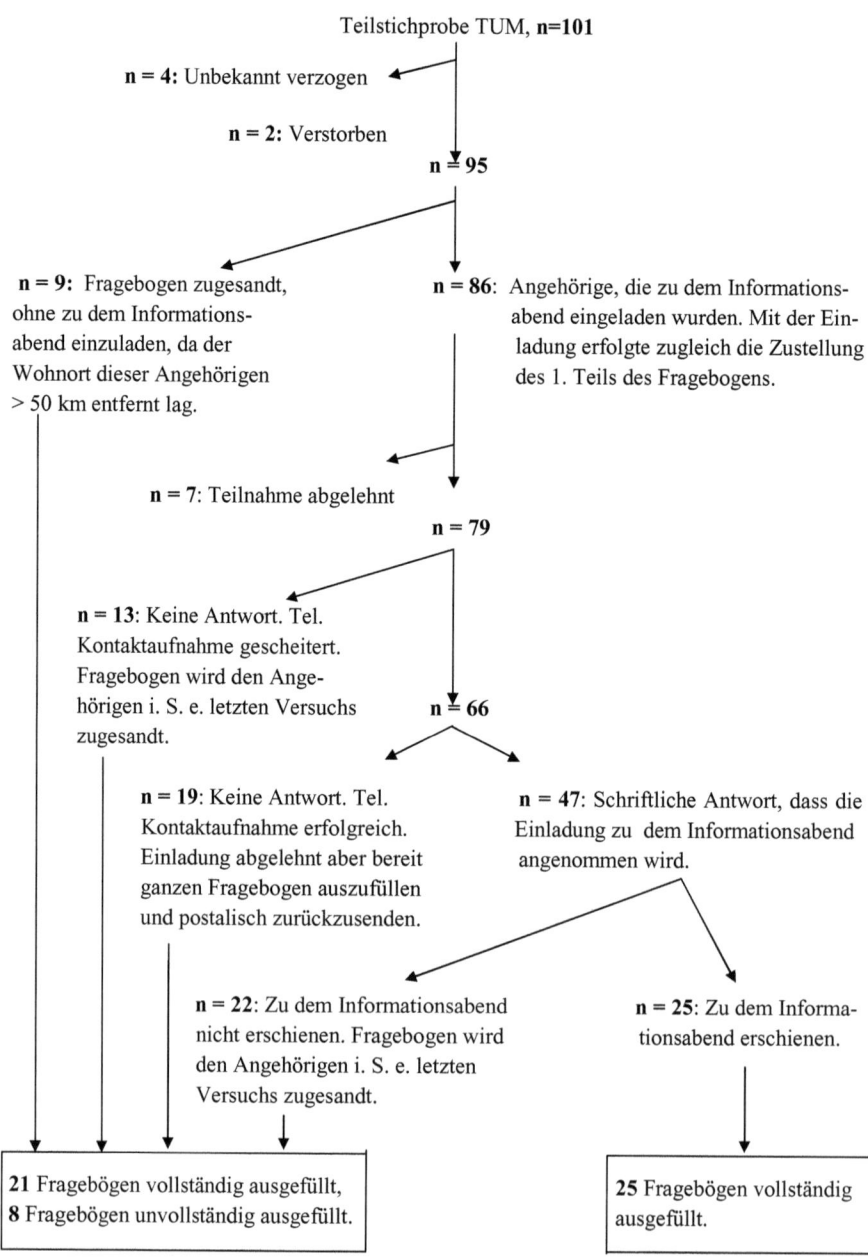

Gruppenarbeit - Angehörigen- und Patient/-innengruppen getrennt – kam zur Anwendung. Es wurden im Rahmen eines Screening-Prozesses alle in den drei Kliniken im Zeitraum von Oktober 1989 bis April 1991 neu aufgenommenen Patient/-innen mit psychotischer Symptomatik erfasst und bei Vorliegen einer Psychose aus dem schizophrenen Formenkreis nach DSM-III-R-Kriterien und Erfüllung weiterer Einschlusskriterien in die Studie aufgenommen. Nach Randomisierung wurden sie entweder obengenannten psychoedukativen Gruppen oder dem Kontrollkollektiv, d. h. Versorgung unter den damals üblichen Routinebedingungen ohne spezifische Angehörigenarbeit und Patienten-Psychoedukation, zugeteilt. Die Verteilung des Patient/-innengeschlechts auf alle gescreenten Patient/-innen der drei Kliniken, n = 2278, weisen bestimmte Charakteristika auf, die im Kapitel Diskussion eingehender kommentiert werden. Ebenso verhält es sich bei der Verteilung des Patient/-innengeschlechts auf alle Patient/-innen der drei Kliniken, die schließlich in die PIP-Studie aufgenommen werden konnten, n = 194. Ein Charakteristikum dieser Arbeit mit den Angehörigen stellte die Durchführung eines geschlossenen Programms mit der zeitlichen Limitierung auf 8 Gruppentreffen dar (Pitschel-Walz G, 1997). Der informationszentrierte Ansatz von Bäuml kam zur Anwendung (Bäuml J, Kissling W, Pitschel-Walz G, 1996 a): Informationsvermittlung bezüglich wesentlicher Aspekte psychotischer Erkrankungen aus dem schizophrenen Formenkreis auf der einen, Förderung der emotionalen Entlastung für die betroffenen Angehörigen auf der anderen Seite. Den Patienten und Angehörigen wurde ein 4-bändiges Informationsmanual ausgehändigt, das von den Initiatoren der Münchener PIP-Studie in engem Kontakt mit Patienten und Angehörigen im Rahmen einer Pilotstudie erstellt worden war und die Themenschwerpunkte der Gruppen nochmals anschaulich und für den Laien verständlich zusammenfasst. Zwischenzeitlich ist dieses Informationsmanual in Buchform erschienen (Bäuml J: Psychosen aus dem schizophrenen Formenkreis. Ein Ratgeber für Patienten und Angehörige, 1994). Neben dem grundsätzlichen Ziel einer positiven Beeinflussung der oftmals belasteten Atmosphäre zwischen Angehörigen und Patient/-innen und damit letztlich der Senkung der stationären Wiederaufnahmerate, ging es um die Ermittlung der unteren Aufwandsgrenze für eine klinisch noch relevante Wirksamkeit einer psychoedukativen Intervention. Hinsichtlich der Rezidivrate erwies sich die bifokale Herangehensweise dieser Art als sehr erfolgreich: innerhalb des ersten katamnestischen Jahres lag die Anzahl der stationären Wiederaufnahmen des Interventionskollektivs bei 21 %, die des Kontrollkollektives bei 48 %.

Von den ursprünglich 101 Patient/-innen der Teilstichprobe der TU-München blieben im 4-Jahreszeitraum 53 in kontinuierlicher Behandlung der Studienambulanz. Nach vier Jahren

betrug bei den Patient/-innen des Interventionskollektivs (n=29) die Wiederaufnahmerate 45 %, bei den Kontrollpatient/-innen 67 %. Die Feedback-Befragung der Angehörigen ergab, dass nahezu alle Angehörigen die Intervention als hilfreich empfanden, Bäuml J, Pitschel-Walz G, Kissling W, 1998)
Die Untersuchung der Belastungen von den Angehörigen dieser Patient/-innen ca. fünf Jahre nach den Gruppentreffen ist eines der Themen dieser Arbeit.

In der vorliegenden Befragung sind allein die Angehörigen berücksichtigt. Angaben bezüglich der Patient/-innen stammen nur von den Angehörigen.

In die Befragung der vorliegenden Arbeit gingen nur die Angehörigen der Patient/-innen aus der Teilstichprobe der psychiatrischen Klinik der Technischen Universität München ein: Das Interventions-Kollektiv hatte bei Abschluss der PIP-Studie 51 Patient/-innen, das Kontrollkollektiv 50 Patient/-innen. Aus diesen Kollektiven konnten aktuell noch 31 Angehörige aus dem Interventionskollektiv und 23 Angehörige aus dem Kontrollkollektiv rekrutiert werden. Die Dezimierung zog keine nachweisbaren Selektionseffekte hinsichtlich soziodemographischer Natur oder hinsichtlich der Erkrankungsschwere nach sich.

Eine andere unerwartete Veränderung des Kontrollkollektivs war jedoch festzustellen:
Den entscheidenden Unterschied zwischen beiden Populationen stellte dem Design entsprechend die abhängige Variable dar: die Intervention durch Psychoedukation.
Waren in der Kontrollgruppe ursprünglich 100 % noch nie in einer Angehörigengruppe gewesen, so reduzierte sich dieser Anteil nun auf 55 %! Das heißt, im Verlauf von fünf Jahren hatten zwischenzeitlich mindestens n=10 Angehörige aus dem Kontrollkollektiv, entspricht 45 % der hier noch erfassten Kontroll-Angehörigen mindestens ein einziges Mal den Weg in eine Angehörigengruppe gefunden. Allerdings besteht immer noch ein deutlicher Unterschied zur Interventionsgruppe, bei der n=26 Angehörige, dies entspricht 90 % der hier noch erfassten Probanden, mindestens einmal in einer Angehörigengruppe waren [p-Wert zwischen den aktuellen Interventions- und Kontrollkollektiv ist $p < .01$ (Fisher's exact)].
Ein Vergleich beider Kollektive hinsichtlich Belastungsspektrum und Bewältigungsstrategien der Angehörigen sowie Compliance der Patient/-innen ist trotzdem weiterhin möglich.
Siehe nächste Seite, Abbildung 2.

4.2. Aufbau der Befragung.

Unter Verwendung von Fragebögen mehrerer Studien zu dem Thema Psychoedukation, Belastung von Angehörigen schizophren Erkrankter und Rezidivprophylaxe im schizophrenen Krankheitsverlauf wurde ein Fragenbündel erstellt, das zum Ziel hatte, die Daten für ein umfassendes Belastungsprofil zu gewinnen.Darüber hinaus war die Bezugnahme zu den Ergebnissen der jeweiligen Ausgangsuntersuchungen geplant. Übersicht, siehe Tabelle 4, Seite 25. Es handelt sich bei allen Instrumenten um Selbstbeurteilungsfragebögen.

Das Instrument zur Erfassung der Krankheitseinstellung der Angehörigen (KEA) der Münchener PIP-Studie besteht aus einer Skala von 19 ordinalskalierten Fragen und 2 Fragen mit einer visuellen Analogskala. Diese zwei Fragen fanden in unsere Analyse keinen Eingang. Die 19 ordinalskalierten Fragen teilen sich in vier Subskalen auf deren Summenscores anzeigten, welche quantitative Ausprägung die Themen ‚alltägliche Belastung', ‚Schuld, Scham', ‚Wissen', ‚Einschätzung der Bedeutung von Compliance' einnehmen . Unter Bezug auf unsere Fragestellung werteten wir von diesen nur die in der Tabelle 4 bezeichneten Themenbereiche (11 Fragen) aus.

Abbildung 2: **Zusammensetzung des Gesamtkollektivs**

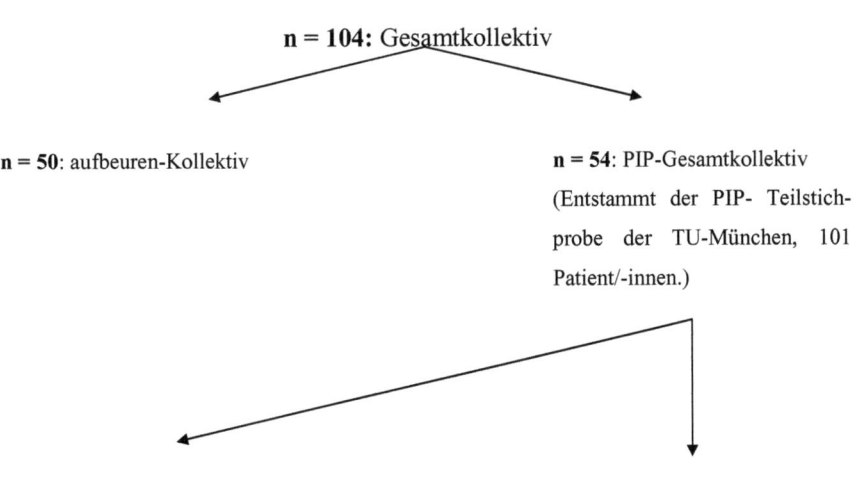

Tabelle 4: **Verwendete Instrumente**

Autoren / Instrument	Themenbereiche
KEA (Krankheitseinstellungen der Angehörigen), Münchener PIP-Studie, Bäuml J, 1989	Multiple Belastungen im Alltag des Zusammenseins mit den schizophren Erkrankten, vorwiegend subjektiver Natur. Schuld und Scham
Die Belastung Angehöriger chron. psychisch Kranker. Umfrage unter den Angehörigen, die in der BAK, Bundesverband der Angehörigen psychisch Kranker, Deutschland, organisiert sind, Angermeyer M C, 1995	Zeitliche und finanzielle Belastung, soziale Isolation, Gesundheitliche Belastung
Significant other scale, Herz M I, Szymanski H V, Simon J C, 1988	Summenscores aus der Subjective-Burden-Scale, der Objective-Burden-Scale und Positive-Behavior-S.
Erfahrungen von Angehörigen Schizophreniekranker Mit professionellen Helfern. Dissertation von A. Huber, Zürich, 1991, Leitung: D. Hell	Störendes Patientenverhalten. Belastung allgemein, Regelmäßige Leistungen der Angehörigen für die Patient/-innen.
W. Bindl, J. Bäuml, Fragebogen zur Belastung Angehöriger psychisch kranker Menschen, vorliegende Arbeit	Durch hostiles Patientenverhalten bei den Angehörigen ausgelöste emotionale Zustände.
Family Problems Questionnaire, FPQ, Morosini et al., 1991	Beistand von Ähnlichbetroffenen, Leben geändert, Schuldgefühle, Positives der Situation, Enttäuschung. Zusammenarbeitsbereitschaft d. Pat., Verschlechterung des Familienlebens.
STAI X2, Spielberger, 1970, dt. Übersetzung von L. Laux, 1980	Erfassung der persönlichen Angstdisposition (‚trait')

Angermeyer führt von 1994 bis 1995 im Auftrag des Bundesverbandes der Angehörigen psychisch Kranker (BAK) eine Befragung unter den Mitgliedern dieser Organisation durch. 576 ausgefüllte Fragebögen wurden bei dieser Umfrage zurückgeschickt. Für die vorliegende Untersuchung wurden Fragen aus dem Angermeyer-Instrumentarium zu in der Tabelle 14 genannten Themen ausgewählt. Es handelt sich um nominal- und ordinalskalierte Fragen. Es wird Bezug genommen auf ein 1995 erstelltes unveröffentlichtes Manuskript und auf eine Veröffentlichung 1997 eines Teils der Ergebnisse mit zusätzlichen Auswertungen (Angermeyer M C, 1995; Angermeyer M C, Matschinger H, Holzinger A, 1997).

Des weiteren kam ein Instrument von Herz et al. (1991) zur Anwendung. Im Rahmen einer großen Studie zur Untersuchung der Frage nach einer besseren medikamentösen Rückfallprophylaxe, wurde die sogenannte „Significant-other-Scale" (Herz M I, Szymanski H V, Simon J C,1988) entwickelt. Es handelt sich um eine Skala, die u. a. drei Items befragt. Drei Summenscores ergeben einen Wert für objektive Belastung, subjektive Belastung und Ausprägung positiven Verhaltens des Patienten. Verwendung finden die Skalen als strukturiertes persönliches Interview. A. Schene et al., 1994, kommentierten in ihrer Übersichtsarbeit zur Messung der Belastung von Angehörigen die Significant other scale dahingehend, dass psychometrische Information nur in Zusammenhang mit einer ausreichend hohen Interrater-Reliabilität zu erhalten sei. Dies war im Rahmen dieser Studie aus strukturellen Gründen nicht zu leisten. Zum internen Vergleich der Ergebnisse hier untersuchter Subkollektive ist der Einsatz dieses Instruments als Selbstbeurteilungsskala dennoch geeignet.

Zur Untersuchung des Items „Emotionale Belastung der Angehörigen bei hostilem Patientenverhalten" wurde eine ordinalskalierte Frage mit 6 Einzeloptionen entworfen.

Der FPQ ist ein vom Istitutio Superiore di Sanita, Rom, in Zusammenarbeit mit der Psychiatrischen Klinik der Universität Neapel entwickeltes Instrumentarium. Es enthält 72 Items, 13 bezüglich objektiver und 7 bezüglich subjektiver Belastungen. Die restlichen Items befassen sich mit ‚emotional overinvolvement', ‚hypercriticism' und Bedürfnissen nach Unterstützung und Übernahme der finanziellen Kosten der Erkrankung. Durch Faktorenanalyse wurde in einer Studie von 1991 durch Morosini et al. das Instrument validiert (Morosini et al., 1991). Durch freundliche Vermittlung von Herrn Dr. phil. Bert Hager, Vorsitzender der gfts (Gesellschaft zur Förderung empirisch begründeter Therapieansätze bei schizophrenen Menschen), konnten einzelne Fragen, siehe Tabelle 4, verwendet werden.

Die Fragen-Skala STAI steht für State-Trait-Angst-Inventar. Ein von Spielberger 1970 geschaffenes, validiertes Inventar zur Erfassung zweier Arten von Ängsten, nämlich einer Angst die durch einen situativen (State) bedingt ist und einer Angst, die Zeichen einer persönlichen Disposition ist (Trait). Es handelt sich um 20 Fragen, die auf einer vierstufigen Ordinalskala quantifizierend beantwortet werden. Es ergibt sich daraus eine Summenscorespannweite von 20 – 80 Punkten. Das Kürzel STAI X2 ist die Bezeichnung für den Fragebogen zu Erfassung der Trait-Angst (Spielberger C D, 1970, dt. Übersetzung von L. Laux, 1981). Die persönliche Disposition zur Angst als ‚trait', markiert einen Belastungswert, der sich wie folgt definiert:

„Angst als Eigenschaft oder Ängstlichkeit (Trait-Angst, A-Trait) bezieht sich ...auf relativ stabile interindividuelle Differenzen in der Neigung, Situationen als bedrohlich zu bewerten und hierauf mit einem Anstieg der Zustandsangst zu reagieren. Hochängstliche tendieren dazu, mehr Situationen als bedrohlich einzustufen und auf solche Situationen mit einem höheren Zustandsangstanstieg zu reagieren als Niedrigänstliche (Spielberger et al., 1970, dt. Übers. L. Laux, 1981, Seite 7)".

Die STAI –Skala zeigt positive Korrelationen zu bestimmten Aspekten von anderen Stressverarbeitungsskalen. Dabei stellte sich heraus, dass Menschen mit einer persönlichen Disposition zur Angst zu Stressverarbeitungsformen wie ‚Selbstbeschuldigung', ‚Selbstmitleid' und ‚längere sorgenvolle gedankliche Beschäftigung mit einem Problem' und depressiven Gefühlen neigen (Spielberger et al., 1981). Da Angehörige, oft mit der Notwendigkeit konfrontiert sind, Stress verarbeiten zu müssen, interessiert, wie viel Angehörige z.B. zu obengenannten Stressverarbeitungsformen neigen oder nicht. Es würde aber den Rahmen dieser Arbeit sprengen, methodenkritisch zu untersuchen, wo Möglichkeiten und Grenzen einer möglichen Erweiterung des Validitätsbereiches des STAI z. B. auf den Begriff „Belastungsvulnerabilität" lägen. ‚Selbstbeschuldigung', ‚Selbstmitleid'
‚längere sorgenvolle gedankliche Beschäftigung mit einem Problem' und ‚depressive Gefühle' aus dem STAI sind jedoch Beeinträchtigungen, die auch den subjektiven Belastungen zuzuordnen sind.

Jenseits der Annahme, dass die Belastungen der Angehörigen ausschließlich von der Erkrankung ausgehen, ist ebenfalls in Erwägung zu ziehen, dass es für die einströmenden krankheitsbedingten Stressmomente individuell unterschiedliche Sensibilitäten für Belastung gibt. Zu dem STAI X2 – Instrumentarium führte auch der Gedanke, dass damit ein reliables

(Cronachs alpha .9, Retest-Reliabilität nach 63 tagen: -r = .77) und valides Messinstruments zur Verfügung steht, das zumindest einen Teilaspekt der Frage nach einer individuellen Belastungsvulnerabilität der Angehörigen erhellen kann.

4.3. Auswertung

Es soll der Vergleich eines Kollektivs, das nicht die Kurzzeitpsychoedukation nach der PIP-Studie erhalten hat, mit einem Kollektiv, das die Kurzzeitpsychoedukation nach der PIP-Studie erhalten hat, angestellt werden. Des weiteren soll diesen Kollektiven auch das PIP-Kontrollkollektiv, das – zumindest bei Durchführung der PIP-Studie - als ein dem PIP-Interventionskollektiv vergleichbares galt, gegenübergestellt werden.

Es wurden die Häufigkeitsverteilungen der interessierenden Variablen in Bezug auf das Kaufbeuren-Kollektiv, das PIP-Interventionskollektiv, das PIP-Kontrollkollektiv und das PIP-Gesamtkollektiv (= PIP-Interventionskollektiv + PIP-Kontrollkollektiv) festgestellt.

Durch Gruppenvergleiche bezüglich der Ausprägung interessierender Variablen und Feststellung möglicher signifikanter Unterschiede, sollen potentiell signifikante bivariate Korrelationen erforscht werden. Statistische Tests bei den Gruppenvergleichen nach Mann-Whitney kommen bei kontinuierlichen Variablen wie, z. B. ‚Alter' oder Skalen mit Summenscores zur Anwendung, bei kategorialen Variablen, wie ‚Geschlecht' der Fisher's exact-Test. Letzterer wurde bei den meist vierstufigen Skalen nach Dichotomisierung in zwei Merkmale ebenfalls verwendet.

Zusätzlich werden Dichotomisierungen und Extremwertvergleiche bei den Variablen Geschlechtsverteilung bei Angehörigen und Patient/-innen,‚Teilnahmehäufigkeit an Angehörigengruppen' und ‚Patientencompliance' dargestellt und wie oben auf statistische Signifikanz getestet.

Zum Schluss wird die Auswertung mit einer explorativen Datenanalyse ergänzt. Auf einer Tabelle wird eine Matrix von Belastungsvariablen in möglichem Zusammenhang mit den Variablen, die bezüglich der Ausgangshypothesen interessieren, gezeigt. Diese Berechnung bezieht sich auf das Gesamtkollektiv. Zur Anwendung kommt der Spearman-Korrelationskoeffizient. Die statistischen Berechnungen erfolgten mit der Software SPSS 10.0 unter WINDOWS 98.

5. Ergebnisse

5.1. Beschreibung der untersuchten Angehörigenpopulationen.

5.1.1. Soziodemographische Daten, Erkrankungsdaten, Patient/-innenverhalten

Tabelle 5: **Soziodemographische Daten von Angehörigen und Patient/-innen**

Variable	Gesamt-Kollektiv, n=104	Kaufbeuren-Kollektiv, n=50	PIP-Interventions-koll., n=31	PIP-Kontrollkollektiv n=23	PIP-Gesamtkollektiv n=54
Angehörige:					
Frauen	67 %	77 % *	59 %	57 %	57 % *
Männer	33%	23 % *	41 %	43 %	43 % *
Altersdurchschn.	56,6 J. +- 11,5 J.	57,9 J. +-10,3 J.	54,8 J. +- 12,7 J.	56,2 J. +- 12,6 J.	55,4 J. +- 12,6 J.
Eltern	64 %	78 % *	48 %	55 %	53 % *
Partner	24 %	14 % *	31 %	36 %	33 % *
Patient/-innen:					
Frauen	44 %	26 % ***	62 %	61 %	62 % ***
Männer	56 %	74 % ***	38 %	39 %	38 % ***
Altersdurchschn.	36,8 J. +- 10,9 J.	35,3 J. +-10,3 J.	38,5 J. +- 11,0 J.	37,7 J. +-12,0 J.	38,1 J. +- 11,3 J.
Wohnen mit Eltern/Partner/-in	35,3 %	22 %	45 %	52 %	48 %
Eigener Haushalt	37,3 %	30 %	45 %	43 %	43 %
Betreute Wohnform (WG, Heim...)	17 %	28 %	7 %	5 %	6 %

Gruppenvergleiche mit Fishers exact: * bedeutet p < .05, *** bedeutet p < .001

Das Kaufbeuren-Kollektiv entspricht nach Alter und Geschlechtsverteilung den Angehörigen dem Profil von Angehörigen die in großen Angehörigenselbsthilfeorganisationen überwiegen: Eine Mutter im Alter von mitte Fünfzig mit einem Sohn mitte Dreißig.

in unerwartetes Ergebnis brachten die Zahlen der PIP-Kollektive: Wie selten in der Literatur zu finden, besteht ein fast ausgewogenes Geschlechterverhältnis auf der Angehörigenseite. Und wie in der Literatur nirgends vorzufinden war, eine deutliche Mehrheit unter den Frauen auf Patient/-innenseite. Des weiteren finden sich relativ häufig Partnerschaftsbeziehungen. Ein Zusammenwohnen mit Patient/-innen besteht fast in der Hälfte der Fälle.

In all diesen soziodemographischen Variablen unterscheiden sich PIP-Interventionskollektiv und PIP-Kontrollkollektiv kaum.

Um zwei völlig verschiedene Populationen handelt es sich dagegen beim PIP-Gesamtkollektiv und dem Kaufbeuren-Kollektiv, wie die z. T. hochsignifikanten Unterschiede der Geschlechtszusammensetzung und der Beziehung zu den Patient/-innen zeigen.

Erkrankungsdaten:

Die Frage nach der Diagnose zielte nach Psychosen aus dem schizophrenen Formenkreis ab. Es wurden als Antwortmöglichkeiten Subformen der Schizophrenie sowie ‚Sonstiges' angeboten. Der Anteil schizophren Erkrankter im Kaufbeuren-Kollektiv liegt nach den Angaben der Angehörigen bei 58 %. Die Antwortmöglichkeit ‚Sonstiges' wurde von 42 % der Kaufbeurer Angehörigen angegeben. Bedauerlicherweise fehlte bei der Frage nach der Diagnose eine Antwortmöglichkeit wie ‚ich weiß nicht'. So kann letztlich nicht nachvollzogen werden, ob sich hinter ‚Sonstiges' nicht auch erkrankte Familienangehörige verbergen, die doch eine Psychose aus dem schizophrenen Formenkreis haben. Möglicherweise spiegelt der hohe Anteil der Antwort ‚Sonstiges' auch eine Tendenz der Angehörigen wider, es zu vermeiden, ihre Familienangehörigen mit ‚Unworten' wie einer ‚paranoid-halluzinatorischen Psychose' zu belegen. Das heißt, der ganz überwiegende Teil der Patient/-innen dürfte an einer Schizophrenie erkrankt sein.

Die Patient/-innen des PIP-Kollektivs haben die Einschlusskriterien der PIP-Studie für die Schizophrenie nach DSM III-R erfüllt, somit leiden alle Patient/-innen des PIP-Kollektivs an Schizophrenie.

Es handelt sich um chronische Krankheitsverläufe in allen Kollektiven.

Auffällig ist die kürzere Zeitdauer zur letzten Hospitalisation bei den Patient/-innen des Kaufbeuren-Kollektivs im Vergleich zu den PIP-Kollektiven innerhalb derer es keine großen Unterschiede gibt.

Tabelle 6: **Erkrankungsdaten**

Variable	Gesamt-kollektiv, n=104	Kaufbeuren-Kollektiv, n=50	PIP-Interventions-koll. n=31	PIP-Kontroll-Koll., n=23	PIP-Gesamt-koll. n=54
Diagnose Schizophrenie	74,2 %	58% (42% ‚Sonst.')	100%	100 %	100 %
Erkrankungs-dauer in Jahren	12,4 J. +- 8,7 J.	13,7 J. +-10,1 J.	12,0 J. +- 8,2 J.	9,9 J. +-5,2J.	11,0 J. +-7,0 J.
Hospitalisationen.	5,1 +- 5,3	5,6 +-6,7	4,7 +-3,3	4,6 +-3,6	4,6 +-3,6
Zeitdauer seit Letzter Hosp. in Monaten	31,1 Monate +- 27,2 M. Median: 24,0 M.	29,4 Monate +-29,4 M. Median: 12,0 M.	37,6 Mon. +-23,1 M. Median: 48,0 M.	32,0 Mon. +-26,6 M. Median: 24,0 M.	35,1 Mon. * +-24,6 M. Median: 42,0 M.

Gruppenvergleich mit Mann-Whitney-Test: * bedeutet p < .05

Weitere Erkrankungsparameter:

Aggressionen und Hostilität werden als psychopathologische Phänomene zumindest als Epiphänomene der Krankheit Schizophrenie aufgefasst. Aggressives Patient/-innenverhalten wird relativ häufig von den Angehörigen genannt. Insbesondere unter verbalen Aggressionen haben die Angehörigen zu leiden aber auch unter Gewalttätigkeiten. Wie Tabelle 7 zeigt, ist ganz deutlich am wenigstens aggressiv das PIP-Interventionskollektiv im meist statistisch signifikanten Unterschied zum Kaufbeuren-Kollektiv (p < .01) u. PIP-Kontrollkoll. (p< .05).

Tabelle 7: **Aggressionsformen** (Quelle: Angermeyer et al., 1995)

Aggressionen	Gesamt-kollektiv, n=104	Kaufbeuren-Kollektiv, n=54	PIP-Interventionskoll. n=54	PIP-Kontroll-Koll., n=23	PIP-Gesamt-kollektiv n=54
Mit Worten	55 %	70 % **	32 %	52%	41 % **
Sachbeschädigung	25 %	28 %	10 % *	39 % *	22 %
Körperl. Angriffe	22 %	32 %	6 % *	22 % *	13 %

Gruppenvergleich mit Fishers exact: ** bedeutet p < .01. * bedeutet p < .05

Hostilität:

Der Text der vom Referenten entworfenen Frage nach Misstrauen und Feindseligkeit lautet: *„Was empfinden Sie, wenn ihnen ihr/e Angehörige/r misstrauisch und feindselig gegenübertritt?"* Antwortmöglichkeiten und die Extremquantifizierungen der vierstufigen Ordinalskala zeigt Tabelle 8, siehe auch die Fußnote. Der Aussage, dass die/der Patient/-in *kaum* misstrauisch und feindselig sei, kann so gut wie keiner aus dem Kaufbeuren-Kollektiv und dem PIP-Kontrollkollektivs zustimmen. Indirekt bejahen somit diese Kollektive ein sehr häufiges Auftreten von misstrauischen und feindseligen Verhaltensweisen bei Patient/-innen. Das PIP-Kontrollkollektiv spricht von signifikant häufigeren hostilem Patient/-innenverhalten als dies beim PIP-Interventionskollektiv der Fall ist.

Auf die emotionalen Belastungen, die dadurch entstehen, wird später eingegangen.

Schwieriges Patient/-innenverhalten:

Weitere Verhaltensweisen der Patient/-innen wurden auf ihre Belastungsrelevanz hin untersucht, siehe Tabelle 9. Diese entsprechen den Spektren der Plus- und Minus-Symptomatik.

Innerhalb des Kaufbeuren-Kollektivs sind Verhaltensweisen des Plus- und Minus-Spektrums etwa gleich störend. In den PIP-Kollektiven sind dagegen Minus-Symptome belastender. Bemerkenswerterweise spielen auch Aggressionen, die der Plus-Symptomatik zugeordnet werden, z. B. im PIP-Kontrollkollektiv eine vergleichsweise moderate Rolle.

Das Kontrollkollektiv zeigt einen deutlichen Trend durch schwieriges Patientenverhalten mehr gestört zu sein als das PIP-Interventionskollektiv.

Aber am deutlichsten und auch statistisch signifikant ist die Mehrbelastung des Kaufbeuren-Kollektivs gegenüber dem PIP-Gesamtkollektiv.

Die Daten über das schwierige Patient/-innenverhalten geben Informationen über die Erkrankung und über die subjektive Belastung der Angehörigen. Im Kapitel über die Belastungen der Angehörigen wird diese Variable nicht mehr eigens aufgeführt aber in der Diskussion, Kapitel 6.1.3., kommt der Aspekt der subjektiven Belastung durch schwieriges Patient/-innenverhalten als einer der wichtigsten Belastungsfaktoren für die Angehörigen zur Sprache.

Tabelle 8: *„Was empfinden Sie, wenn Ihnen Ihr/e Angehörige/r misstrauisch oder feindselig gegenübertritt ?* (Bindl et al., vorliegende Arbeit) – Extremwerte, siehe Fußnote

Variable	Gesamt-kollektiv, n=104	Kaufbeuren-Kollektiv, n=50	PIP-Interventions-koll., n=31	PIP-Kontroll-koll., n=23	PIP-Gesamt-kollektiv, n=54
Kränkung/ Verletzung	+ : 19,0 % - : 25,0 %	+ : 28,0 % * - : 8,0 %	+ : 6,5 % - : 48,4 %	+ : 13,0 % - : 26,1 %	+ : 9,3 % * - : 38,9 %
Ärger/ Wut	+ : 14,3 % - : 30,6 %	+ : 18,0 % - : 18,0 %	+ : 6,5 % - : 45,2 %	+ : 13,0 % - : 30,4 %	+ : 9,3 % - : 38,9 %
Beunruhigung/ Angst	+ : 27,8 % - : 16,5 %	+ : 34,0 % - : 10,0 %	+ : 12,9 % - : 29,0 %	+ : 26,1 % - : 8,7 %	+ : 18,5 % - : 20,4 %
Enttäuschung/ Trauer	+ : 23,7 % - : 19,6 %	+ : 26,0 % - : 12,0 %	+ : 19,4 % - : 35,5 %	+ : 17,4 % - : 8,7 %	+ : 18,5 % - : 24,1 %
KEIN BESOND. GEFÜHL	+ : 2,1 % - : 70,2 %	+ : 4,0 % - : 64,0 %	+ : 0 % - : 54,8 %	+ : 0 % - : 73,9 %	+ : 0 % - : 63,0 %
KAUM VORGE-KOMMEN	+ : 12,4 % - : 43,3 %	+ : 6,0 % - : 46,0 %	+ : 25,3 % * - : 29,0 %	+ : 4,3 % * - : 43,5 %	+ : 16,7 % - : 35,2 %

Die Antwortmöglichkeiten wurden auf einer vierstufigen Ordinalskala angegeben: „trifft in hohem Maß zu",
„trifft in geringerem Maß zu", „trifft ganz wenig zu", „trifft gar nicht zu".
Hier werden nur die Extremwerte dargestellt. Das Zeichen + bedeutet „trifft in hohem Maß zu",
das Zeichen – bedeutet „trifft gar nicht zu ". Gruppenvergleiche mit Fishers exact: * bedeutet p < .05

Tabelle 9: „*Was empfinden Sie am Verhalten des Patienten bzw. der Patientin als besonders störend?*" (Quelle: Huber A, 1991, S. 51)

Variable	Gesamt-kollektiv, n=104	Kaufbeuren-Kollektiv, n=50	PIP-Interventions-koll., n=31	PIP-Kontroll-koll., n=23	PIP-Gesamt-koll., n=54
Plus-Symptome					
Aggressivität	28,8 %	46,0 % ***	6,5 %	21,7 %	13,7 % ***
Falsche Einschätzung d. eig. Möglichkeiten	26,9 %	30,0 %	16,1 %	34,8 %	25,5%
Unberechenbarkeit	21,2 %	30,0 %	6,5 %	21,7 %	13,7 %
Seltsame Geschichten erzählen	14,4 %	24,0 % *	0,0 %	13,0 %	5,9 % *
Aufsehen erregen	13,5 %	22,0 %	6,5 %	4,3 %	5,9 %
Distanzlosigkeit	10,6 %	16,0 %	3,2 %	8,7 %	5,9 %
Minus-Symptome					
Keine Aktivität	39,4 %	46,0 %	32,3 %	35,0 %	35,3 %
Wenig Selbständigkeit	32,7 %	40,0 %	19,4 %	34,8 %	26,5 %
Mangelnde Hygiene	21,2 %	34,3 % **	6,5 %	13,0 %	9,3 % **
Sozialer Rückzug	24,0 %	28,0 %	16,1 %	26,1 %	21,1 %

Gruppenvergleiche mit Fishers exact: *** bedeutet p < .001, ** p< .01, * p < .05

Positives Verhalten:

Die Frage nach dem positiven Patientenverhalten, aus dem sich indirekt auch das weniger positive erschließen lässt, stammt aus der „Significant other Scale" von Herz et al.,1991. Es handelt sich um eine Summenscore-Frage mit einer Spannweite von 15 – 75 Punkten, 15 stehen für äußerst wenig positives, 75 für viel positives Verhalten.. Als Beispiel für positives Verhalten aus der Sicht der Angehörigen seien genannt: Aufmerksamkeit, Hilfsbereitschaft, Dankbarkeit, Seinen-Teil-zum-gemeinsamen-Haushalt-Beitragen usw..

Laut Angaben der Angehörigen des gesamten hier untersuchten Kollektivs, n=104, in der vorliegenden Befragung erreichten die Patient/-innen einen durchschnittlichen Summenscore von 48 (Std. 11), Median 48. Der Median sagt allerdings auch aus, dass 50 % der Angehörigen auch mit weniger gutem Verhalten der Patient/-innen konfrontiert sind, siehe Abbildung 3.

Abbildung 3: **Positive behaviour** (Quelle: Herz et al, 1988)

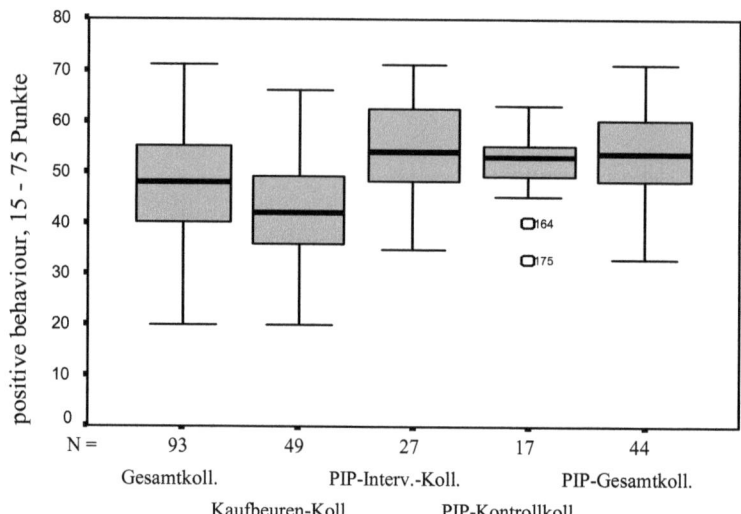

Gesamtkollektiv	Mean: 47,8	Std.: 11,2	Median: 48,0	Missings: n=11
Kaufbeuren-Koll.	Mean: 42,8	Std.: 10,6	Median: 42,0	Missings: n= 1
PIP-Interv.-Koll.	Mean: 54,4	Std.: 7,5	Median: 54,0	Missings: n= 4
PIP-Kontr.-Koll.	Mean: 51,7	Std.: 7,5	Median: 53,0	Missings: n= 6
PIP-Gesamtkoll.	Mean: 53,4	Std.: 9,0	Median: 53,5	Missings: n=10

Gruppenvergleich mit Mann-Whitney: Kaufbeuren-/PIP-Interventionskollektiv **p < .001**

5.1.2. Belastungen der Angehörigen

Die Belastungen der Angehörigen werden wie folgt gegliedert:
- Belastung allgemein
- Objektive Belastungen
- Subjektive Belastungen
- STAI X2, persönliche Disposition zur Angst, ‚trait'

Die Einteilung in objektiv und subjektiv wurde von der Literatur übernommen.

5.1.2. Belastungen der Angehörigen

5.1.2.1. Belastung allgemein:

Drei Fragen zur allgemeinen Belastung wurden in der vorliegenden Untersuchung gestellt. Die Ergebnisse werden durch Balkendiagramme dargestellt. Der Balken ganz links stellt jeweils das gesamte hier untersuchte Kollektiv, n=104 dar. Signifikant mehr belastet ist bei allen drei Fragen das Kaufbeuren-Kollektiv gegenüber dem PIP-Gesamtkollektiv mit p <.001. Die Unterschiede zwischen PIP-Interventionskollektiv und PIP-Kontrollkollektiv sind ohne statistische Signifikanz. Die allgemeine Belastung ist in allen Kollektiven bei über 50 % der Angehörigen ‚groß bis mäßig', siehe auch Abbildung 4.

Abbildung 4: **„Wie ist insgesamt die Belastung, die durch die Erkrankung für Sie entsteht?"** (Quelle: Huber A, 1991)

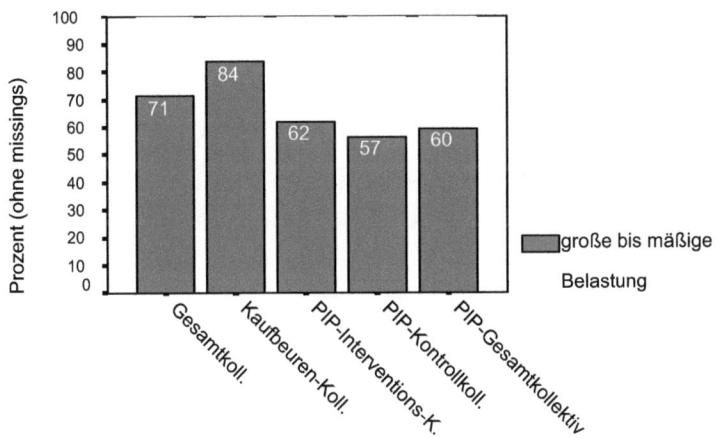

Missings: Gesamtkollektiv (n=104) n=3, Kaufbeuren-Kollektiv (n=50) n=1, PIP-Interventionskollektiv (n=31) n=2, PIP-Kontrollkollektiv (n=23) n=0, PIP-Gesamtkollektiv (n=54) n=2
Gruppenvergleich mit Mann-Whitney: Kaufbeuren-/PIP-Interventions-Koll. p < .01

Entlastungsbedürfnis:

Ein großes Bedürfnis nach Entlastung in den Kollektiven scheint einer großen Belastung zu entsprechen, wobei ein großes Entlastungsbedürfnis von etwa 20 % weniger Angehörigen angeben wird als von den Angehörigen, die die Frage nach der allgemeinen Belastung beantwortet haben, siehe Abbildung 5.

Abbildung 5: „**Meinen Sie, dass Sie Entlastung bei der Betreuung des/der Kranken benötigen?**" (Quelle: Morosini et al., 1991)

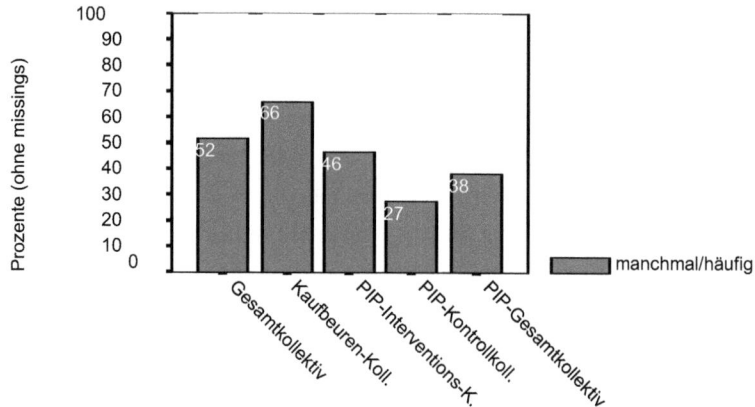

Missings: Gesamtkollektiv (n=104) n=3, Kaufbeuren-Koll. (n=50) n=0, PIP-Interventions-Koll. (n=31) n=3, PIP-Kontrollkoll. (n=23) n=0, PIP-Gesamtkollektiv (n=54) n=3.
Gruppenvergleich mit Fishers exact: Kaufbeuren-/PIP-Interventionskollektiv: p < .01

Familienklima:

Das Familienklima aber ist meist wenig davon betroffen. Das PIP-Interventionskollektiv berichtet fast durchgehend (96 %) von lediglich geringer Störung der Familienatmosphäre, bei dem PIP-Kontrollkollektiv sind dies 78 %, beim Kaufbeuren-Kollektiv 74 %, s. Abbildung 6.

Abbildung 6: „**Ist Ihr Familienleben nach Ausbruch der Erkrankung schlechter?**"
(Quelle: Morosini et al., 1991)

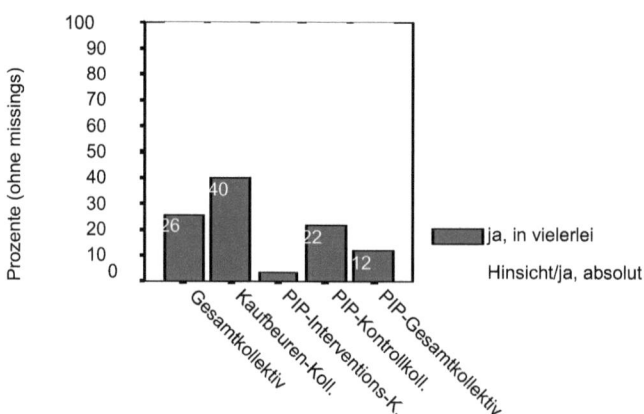

Missings: Gesamtkoll. (n=104): n=7, Kaufbeuren-Kollektiv (n=50): n=3, PIP-Interv.-Koll. (n=31): n=3, PIP-Kontrollkollektiv (n=23): n=1, PIP-Gesamtkollektiv (n=54): n=4.
Gruppenvergleich mit Fishers exact: Kaufbeuren-Kollektiv/PIP-Interventions-Kollektiv: p <.01

5.1.2.2. Objektive Belastungen.

Significant Other Scale: Objective Burden (Herz M I, Szymanski H V, Simon J C, 1991)

Die Skala ‚Objective Burden' als Teil der *Significant Other Scale* kam zur Anwendung. Die Skala bietet eine Spannweite von 10 – 50 Punkten. Im Durchschnitt erreichten alle Angehörigen, n=104, 23,2 Punkte, 22,0 Punkte als Medianwert, siehe Abbildung 7.

Abbildung 7: **Objective burden** (Quelle: Herz et al., 1988)

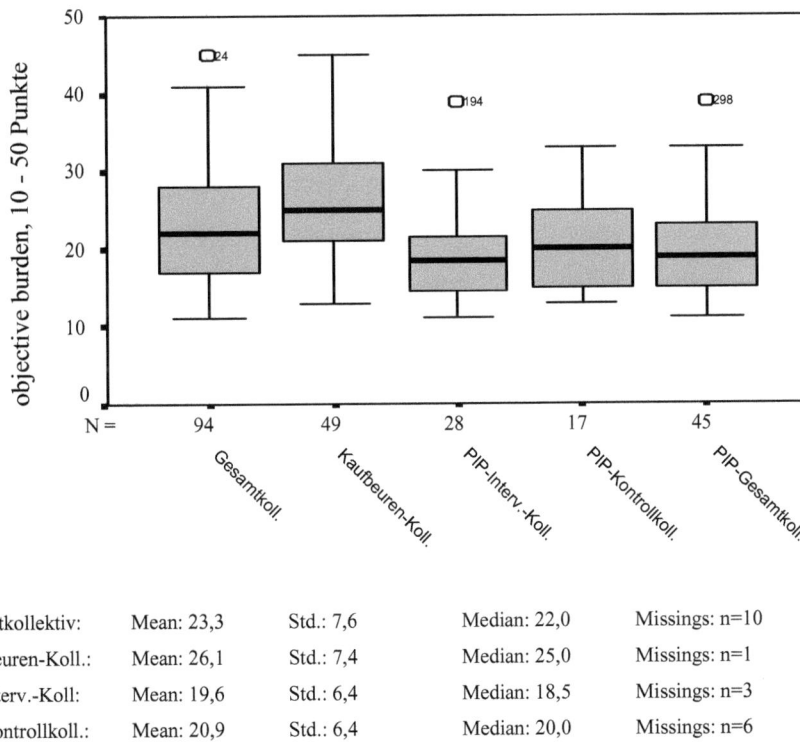

Gesamtkollektiv:	Mean: 23,3	Std.: 7,6	Median: 22,0	Missings: n=10
Kaufbeuren-Koll.:	Mean: 26,1	Std.: 7,4	Median: 25,0	Missings: n=1
PIP-Interv.-Koll:	Mean: 19,6	Std.: 6,4	Median: 18,5	Missings: n=3
PIP-Kontrollkoll.:	Mean: 20,9	Std.: 6,4	Median: 20,0	Missings: n=6
PIP-Gesamtkollektiv:	Mean: 20,0	Std.: 6,4	Median: 19,0	Missings: n=9

Gruppenvergleich mit Mann-Whitney: Kaufbeuren-/PIP-Interventionskollektiv $p < .001$

Regelmäßige Leistungen der Angehörigen für die Erkrankten:

12 regelmäßige alltägliche Hilfeleistungen der Angehörigen für die Patient/-innen identifizierte Huber A (1991) in seiner Dissertation. Vollständig aufgeführt sind sie in nächster Auflistung. Um die Übersichtlichkeit zu erhalten, wurde die Anzahl der Items beim Vergleich der Ausprägung in den vier Subkollektiven auf die 6 häufigsten Items reduziert, die in anschließenden kleineren Auflistungen aufgeführt sind. Die Reihenfolge der Items von oben nach unten richtet sich nach fallender Häufigkeit.

„Welche regelmäßigen Leistungen erbringen Sie für den Patienten bzw. die Patientin?"
(Quelle: Huber A, 1991, S. 51)

Gesamtkollektiv, n=104:

1.	Seine Probleme anhören und darauf eingehen	85 %
2.	Hilfe bieten in Krisensituationen	75 %
3.	Finanzielle Unterstützung	52 %
4.	Wäsche waschen	50 %
5.	Haushaltsarbeiten	48 %
6.	Verhandlungen mit Behörden, Arbeitgebern, usw.	45 %
7.	Ferien mit ihm verbringen	42 %
8.	Ihn besuchen	39 %
9.	Ihn beschäftigen	38 %
10.	Sonstiges	23 %
11.	Ich bin sein/-e vormundschaftsgerichtl. Betreuer/-in	19 %
12.	Abgabe von Medikamenten	14 %

Kaufbeuren-Kollektiv, n=50:

1. Seine Probleme anhören	90 %
2. Hilfe bieten in Krisen	76 %
3. Finanzielle Unterstützung	58 %
Wäsche	58 %
Haushaltsarbeiten	58 %
4. Behörden, Arbeitgeber	54 %
5. Den/die Patient/-in beschäftigen	44 %
6. Die/den Pat. besuchen	42 %

PIP-Gesamtkollektiv, n=54:

1. Seine Probleme anhören	80 %
2. Hilfe bieten in Krisen	76 %
3. Ferien mit der/dem Pat....	52 %
4. FinanzielleUnterstützung	49 %
5. Wäsche	43 %
6. Haushaltsarbeiten	39 %

PIP-Interventionskollektiv, n=31: **PIP-Kontrollkollektiv, n=23**

1. Seine Probleme anhören	74 %	1. Seine Probleme anhören	87 %
Hilfe bieten in Krisen	74 %	2. Hilfe bieten in Krisen	78 %
2. Ferien mit der/dem Pat...	52 %	3. Finanzielle Unterstützung	57 %
3. Wäsche	48 %	4. Ferien mit der/dem Pat	52 %
4. Haushalt	42 %	5. Die/den Pat. besuchen	44 %
5. Finanzielle Unterstützung	39 %	6. Behörden, Arbeitgeber	39 %
		Den/die Pat. beschäftigen	39%

Über alle Kollektive hinweg bestehen die Top-Items regelmäßiger Leistungen der Angehörigen in deren persönlicher Präsenz für ihre kranken Familienangehörigen, wenn sie Probleme und Krisen haben. Die Angehörigen stehen der/dem Patienten/-in als Gesprächspartner im Sinne eines Auffangnetzes zur Verfügung.

Den/die Patienten/-in in der Haushaltsführung zu unterstützen, dies scheint in etwa der Hälfte der Fälle notwendig zu sein. Weniger sind es im PIP-Kontrollkollektiv.

Signifikante Häufigkeitsunterschiede einzelner Items in den Gruppenvergleichen bestanden nicht.

Zeitliche Belastungen:

Den Zeitaufwand für derartige Leistungen erfragte Angermeyer in seiner großen Umfrage. Seine Zeiteinteilungsfragestellung übernahmen wir, siehe Tabelle 10.

Zusammengefasst wenden 46 % der Angehörigen des Kaufbeuren-Kollektivs mehr als 10 Stunden pro Woche für o. g. Leistungen auf, fast um die Hälfte weniger, 27 % - 30 % sind es in den PIP-Kollektiven.

Finanzielle Belastungen:

Zur finanziellen Belastung der Angehörigen wurden vier Fragen gestellt, nämlich nach den absoluten DM-Beträgen, die zusätzlich für die Erkrankten aufgewendet werden müssen, nach der Höhe des Anteils, den dieser Betrag vom monatlichen Durchschnittseinkommen der

Angehörigen ausmacht und danach, ob finanzielle Engpässe durch die Mehrausgaben entstanden sind. Schließlich interessierten die Gründe der finanziellen Mehrbelastung. Siehe Tabellen 11 – 13.

Tabelle 10: *„Wie viel Stunden pro Woche haben Sie während der letzten drei Monate im Durchschnitt für diese Leistungen aufgewendet?"* (modifiziert nach Angermeyer M C, 1995), n=104

Stunden pro Woche	Gesamt-kollektiv, n=104	Kaufbeuren-Kollektiv, n=50	PIP-Intervent.-koll., n=31	PIP-Kontroll-koll., n=23	PIP-Gesamt-koll., n=54
Bis zu 5 Stunden	45 %	40 %	50 %	42 %	53 %
6 – 10 Stunden	18 %	14%	20 %	31 %	23 %
11 – 20 Stunden	14 %	14 %	10 %	21 %	14 %
21 – 30 Stunden	9 %	14 %	8 %	0 %	4 %
31 – 50 Stunden	7 %	10 %	4 %	0 %	2 %
> 50 Stunden	8 %	8 %	8 %	6 %	6 %

Tabelle 11: *„Wie viel Geld müssen Sie Ihrer Meinung nach pro Monat mehr ausgeben, um zusätzliche Kosten für den Patienten zu decken?"* (Quelle: Angermeyer et al., 1995)

DM pro Monat	Gesamt-kollektiv, n=88	Kaufbeuren-Kollektiv, n=47	PIP-Interventions-koll., n=24	PIP-Kontroll-koll., n=17	PIP-Gesamt-koll., n=41
0 – 500	76 %	78 %	72 %	77 %	73 %
500 – 1000	15 %	13 %	24 %	5 %	17 %
> 1000	9 %	9 %	4%	18 %	10 %

Missings: Gesamtkollektiv: n=16, Kaufbeuren-Kollektiv: n=3, PIP-Interventionskollektiv: n=7, PIP-Kontrollkollektiv: n=6, PIP-Gesamtkollektiv: n=13.

Wie in Tabelle 11 zu sehen war, liegen für rund Dreiviertel aller Befragten die zusätzlichen Kosten für die/den Patient/-in zwischen 0 und 500 DM. Bei diesen Beträgen unterscheiden sich die Subkollektive kaum. Höheren Kosten geben etwa ein Viertel der Angehörigen an, ebenfalls ohne nennenswerte Unterschiede in den Subkollektiven.

Höher als bei den anderen befragten Belastungsaspekten liegt bei den Fragen nach der finanziellen Belastungen der Anteil der fehlenden Angaben (Missings). Insbesondere möchten sich wohl Angehörige der PIP-Kollektive nicht in die Karten schauen lassen, siehe Tabellen 11, 12. Möglicherweise kommen beim Thema der Finanzen doch Anflüge von Zweifel an der Diskretion der Untersucher auf. Andererseits ist es wahrscheinlich in besonderer Weise schambesetzt, wenn für erwachsene Kinder monatlich sehr hohe Geldbeträge aufgewendet werden (müssen), so dass derartiges lieber verschwiegen wird.

Tabelle 12: *„Wie viel Geld von Ihrem Durchschnittseinkommen machen diese Kosten etwa aus?"* (Quelle: Angermeyer M C, 1995)

Anteil vom monatlichen Einkommen	Gesamt-kollektiv, n=78	Kaufbeuren -Kollektiv n=43	PIP-Interventions -koll., n=18	PIP-Kontroll- koll., n=17	PIP-Gesamt- koll., n=35
bis ein Zehntel	60 %	60 %	67 %	53 %	60 %
Zehntel - Viertel	28 %	28 %	22 %	35 %	29 %
Viertel - Drittel	6 %	5 %	11 %	6 %	8 %
> Drittel	6 %	7 %	0 %	6 %	3 %

Missings: Gesamtkollektiv: n=26, Kaufbeuren-Kollektiv: n=7, PIP-Interventionskollektiv: n=13, PIP-Kontrollkollektiv: n=6, PIP-Gesamtkollektiv: n=19

Das Item *‚Finanzielle Schwierigkeiten oder Engpässe durch die Erkrankung'* wurden von den Angehörigen unterschiedslos ganz überwiegend verneint. Die Frage hierzu stammt aus dem FPQ, siehe Anhang.

Angermeyer stellte eine offene Frage nach möglichen Gründen für eine finanzielle Mehrbelastung. Die 17 häufigsten Antworten wurden von ihm veröffentlicht. Darauf aufbauend formulierte der Verfasser eine geschlossene Frage nach den Ursachen der Kosten, wobei den Befragten die Möglichkeit von Mehrfachnennungen eingeräumt worden war. Die häufigsten angeführten Gründe für finanzielle Mehrbelastung der Angehörigen sind in Tabelle 13 angeführt:

Tabelle 13: **Die häufigsten Gründe für die finanzielle Belastung der Angehörigen**
(modifiziert nach Angermeyer M C, 1995), n=104

Aufkommen für	
Lebensunterhalt des Kranken	42 %
Persönlicher Bedarf des Kranken	37 %
Wohnung	32 %
Fahrtkosten	27 %
Sonstiges	14 %

Gesundheitliche Belastungen der Angehörigen:

Um die gesundheitliche Belastung der Angehörigen zu erfassen, wurde die Beschwerdeliste von v. Zerssen (1975) in modifizierter Form verwendet. Angermeyer hatte diese Skala in seiner Befragung ebenfalls verwendet. Ausgehend von den bei Angermeyer veröffentlichten Ergebnissen wurden die zehn häufigsten Beschwerden ausgewählt, siehe unten, Auflistung der Items (in fallender Häufigkeit geordnet). Die erste Auflistung zeigt die Verteilung innerhalb des gesamten untersuchten Kollektivs. Im Anschluss folgen – wie bei den Items der regelmäßigen alltäglichen Hilfeleistungen der Angehörigen für die Patient/-innen – weitere Auflistungen, bezogen auf die Subkollektive (ebenfalls in fallender Häufigkeit geordnet).

Gesundheitliche Belastung der Angehörigen (mod. nach v. Zerssen, 1975):
‚starke bis mäßige Beschwerden'

Gesamtkollektiv, n=104

1.	Grübelei	66 %	7.	Schlafstörungen	41 %
2.	Innere Unruhe	63 %	8.	Nacken/Schulterschmerzen	41 %
3.	Reizbarkeit	56 %	9.	Sonstiges	39 %
4.	Übermäßiges Schlafbedürfnis	53 %	10.	Schwäche	34 %
5.	Mattigkeit	48 %			
6.	Rückenschmerzen	47 %			

W. Bindl Einflußgrößen auf die Belastung von Angehörigen schizophren Erkrankter

Kaufbeuren-Kollektiv, n=50: **PIP-Gesamtkollektiv, n=54:**

1. Innere Unruhe	76 %		1. Grübelei	67 %
2. Grübelei	65 %		2. Innere Unruhe	54 %
3. Reizbarkeit	63 %		3. Übermäßiges	
4. Rückenschmerzen *	60 %		Schlafbedürfnis	49 %
5. Mattigkeit *	59 %		4. Reizbarkeit	48 %
6. Übermäßiges			5. Mattigkeit	38 %
Schlafbedürfnis	56 %		6. sonstige Beschwerde	35 %
7. Schlafstörungen	52 %		7. Rückenschmerzen	32 %
Nacken- und			8. Schlafstörungen	31 %
Schulterschmerzen *	52 %		9. Nacken- und	
8. Schwächegefühl	45 %		Schulterschmerzen	30 %
9. sonstige Beschwerden	42 %		10. Schwächegefühl	24 %

PIP-Interventionskollektiv, n=31: **PIP-Kontrollkollektiv, n=23:**

1. Grübelei	61 %		1. Grübelei	65 %
2. Innere Unruhe	45 %		2. Innere Unruhe	61 %
3. Übermäßiges			3. Reizbarkeit	57 %
Schlafbedürfnis	39 %		4. Übermäßiges	
4. Reizbarkeit	35 %		Schlafbedürfnis	52 %
5. Mattigkeit *	32 %		sonstige Beschwerden *	52 %
6. Rückenschmerzen *	19 %		5. Schlafstörungen*	48 %
Nacken- und			6. Rückenschmerzen	44 %
Schulterschmerzen *	19 %		7. Nacken- und	
7. Schlafstörungen *	16 %		Schulterschmerzen	39 %
sonstige Beschwerden *	16 %		Mattigkeit	39 %
8. Schwächegefühl	13 %		8. Schwächegefühl	35 %

Die Top-Items in allen Kollektiven sind psychische Beschwerden, nämlich ‚Grübelei' und ‚innere Unruhe', und zwar mit einer Ausnahme bei deutlich mehr als der Hälfte aller Befragten. Das Kaufbeuren-Kollektiv zeigt seine starke Tendenz zu mehr gesundheitlichen Beschwerden als das PIP-Interventionskollektiv. Aber das PIP-Kontrollkollektiv ist somatisch-gesundheitlich mehr belastet als das PIP-Interventionskolektiv. Ein Sternchen gibt statistisch signifikante Gruppenunterschiede zwischen Kaufbeuren- und PIP-Interventionskollektiv und PIP-Interventionskollektiv an (Fishers exact), $p < .05$.

Soziale Isolation (Quelle: Angermeyer M C , 1995).

Die Frage nach einem Kontaktverlust zu Freunden beantworteten 32 % des Gesamtkollektivs (n = 33 von n=104), mit ‚ja'. Das Kaufbeuren-Kollektiv, n=50, ist mit 50 % gegenüber dem PIP-Interventionskollektiv, n=31 mit 14 % und dem PIP-Kontrollkollektiv, n=23 mit 17 % durch Isolation von Freunden wesentlich stärker betroffen. Das Kaufbeuren-Kollektiv unterschied sich hochsignifikant vom PIP-Gesamt- und PIP-Interventionskollektiv mit jeweils einem $p < .001$.

Es wurde des Weiteren nach einem möglichen Kontaktverlust von Familienmitgliedern nach Ausbruch der Erkrankung gefragt (Quelle: Angermeyer M C, 1995). 20 % des Gesamtkollektivs (n = 20 von n=104) bejahten dies. Wie bei der Frage nach einem Kontaktverlust zu Freunden gab es auch hier deutliche Unterschiede zwischen den Teilkollektiven: Angehörige des Kaufbeuren-Kollektivs, n=50, bestätigten zu 31 % einen Kontaktverlust zu Familienmitgliedern, beim PIP-Interventionskollektiv waren dies nur 4 %, relativ mehr mit 17 % bejahten innerhalb des PIP-Kontrollkollektivs, n=23, diese Frage. Auch h er unterschied sich das Kaufbeuren-Kollektiv vom PIP-Gesamtkollektiv und PIP-Interventionskollektiv mit jeweils einem $p < .01$.

5.1.2.3. Subjektive Belastungen:

Significant Other Scale: Subjective Burden (Herz M I, Szymanski H V, Simon J C, 1988).

Wie im Bereich der objektiven Belastungen formulierten Herz et al. im Rahmen der Significant other scale auch für die subjektiven Belastungen eine Fragen-Skala, die subjective burden scale (Herz et al., 1991). Spannweite der möglichen Summenscores beträgt für minimale subjektive Belastung 12, für sehr große subjektive Belastung 60 Punkte. In unserer Befragung erreichten die Angehörigen einen Mittelwert von 30,6 Punkten bei einer Standardabweichung von 7 Punkten, der Median lag bei 29 Punkten, vgl. Abbildung 8.

Das Kaufbeuren-Kollektiv liegt etwas über dem mittelschweren und die PIP-Kollektiv etwas unter dem mittelschweren Bereich, so dass sich der Abstand zwischen Kaufbeuren-Kollektiv und PIP-Kollektiv doch statistisch auswirkt.

Im Rahmen der PIP-Studie wurde eine Fragen-Skala zur allgemeinen und subjektiven Belastung der Angehörigen durch die Erkrankung des Patienten in Alltagssituationen kreiert. Diese wird als KEA („Krankheitseinstellungen der Angehörigen') bezeichnet (Bäuml J, 1989), siehe auch Abbildung 9, nächste Seite.

Hierbei handelt es sich um Aussagen wie *„Es fällt mir schwer mit anderen über die Erkrankung meines Angehörigen zu sprechen"*, oder *„Ich fühle mich gelassen was die Zukunft meines Angehörigen betrifft"*, oder *„Durch die Erkrankung meines Angehörigen fühle ich mich häufig hilflos und überfordert"*, oder *„Wegen der Erkrankung meines Angehörigen ist es für mich schwierig in den Urlaub zu fahren"*, usw. Insgesamt sind es 11 Aussagen, deren mögliches Zutreffen auf einer vierstufigen Ordinalskala von den Angehörigen quantifiziert werden kann, siehe auch Fragebogen im Anhang. Die Spannweite der Summenwerte dieser Skala beträgt 10 Punkte für sehr niedrige Belastung und 44 Punkte für sehr hohe Belastung. Der Mittelwert des hier untersuchten Gesamtkollektivs beträgt 22 Punkte, Standardabweichung 7 Punkte, der Median belief sich wie der Mittelwert auf 22 Punkte.

Abbildung 8: **Subjective burden** (Quelle: Herz et al., 1988)

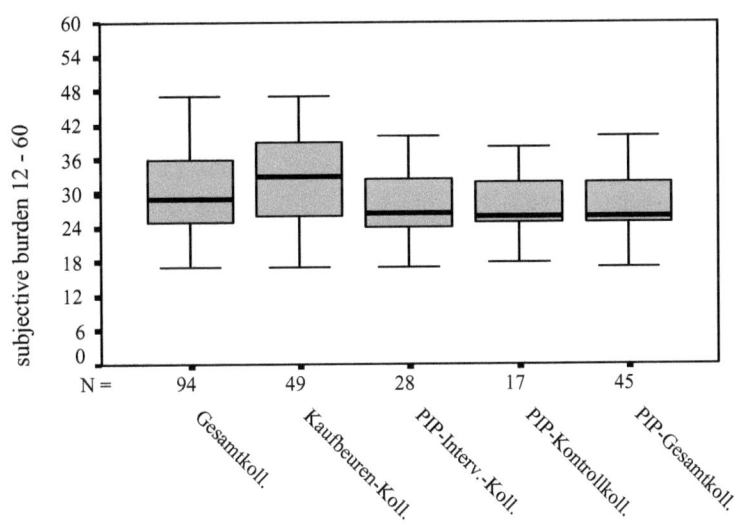

Zu Abb. 8:

Gesamtkollektiv	Mean: 30,6	Std.: 7,3	Median: 29,0	Missings: n=10
Kaufbeuren-Kollektiv:	Mean: 33,0	Std.: 7,8	Median: 33,0	Missings: n= 1
PIP-Interv.-Koll.:	Mean: 27,5	Std.: 5,9	Median: 26,5	Missings: n= 3
PIP-Kontrollkollektiv:	Mean: 28,2	Std.: 5,8	Median: 26,0	Missings: n= 6
PIP-Gesamtkollektiv:	Mean: 27,8	Std.: 5,8	Median: 26,0	Missings: n= 9

Gruppenvergleich mit Mann-Whitney: Kaufbeuren-/PIP-Interventionskollektiv: $p < .01$

Abbildung 9: Krankheitseinstellungen der Angehörigen (KEA), (allgemeine und subjektive Belastung in Alltagssituationen) (Quelle: Bäuml J, 1989)

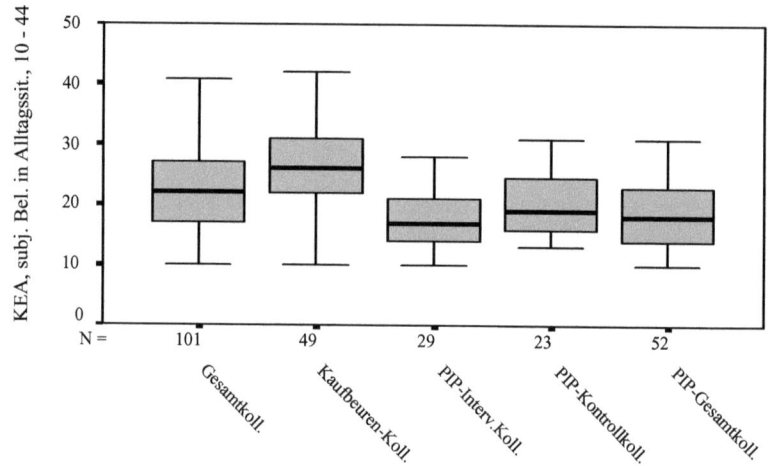

Gesamtkollektiv:	Mean: 22,4	Std.: 7,2	Median: 22,0	Missings: n=3
Kaufbeuren-Kollektiv:	Mean: 26,2	Std.: 7,0	Median: 26,0	Missings: n=1
PIP-Interv.-Kollektiv:	Mean: 17,6	Std.: 4,9	Median: 17,0	Missings: n=2
PIP-Kontrollkollektiv:	Mean: 20,6	Std.: 5,6	Median: 19,0	Missings: n=0
PIP-Gesamtkollektiv:	Mean: 18,9	Std.: 5,4	Median: 18,0	Missings: n=2

Gruppenvergleich mit Mann-Whitney: Kaufbeuren-/PIP-Interventions-Kollektiv: $p < .001$

Schuld- und Schamgefühle.

Ein weiterer Anteil der Fragenskala, KEA (Bäuml, 1989), dient dazu, Schuld- Schamgefühle zu messen. Es konnte eine Quantifizierung dieser Emotionen im Bereich von 2 – 8 Punkten vorgenommen werden, wobei 2 Punkte eine niedrige, 8 Punkte eine hohe Belastung angeben.

Das Gesamtkollektiv erreichte einen Median und einen Mittelwert von 4 Punkten, die Standardabweichung betrug 1,4 Punkte.Hier unterscheiden sich auch die PIP-Subkollektive deutlich voneinander: Das Interventions-kollektiv ist am wenigsten von Schuld und Schamgefühlen belastet. Auffällig sind einzelne Extremausprägungen in sehr hohe Bereiche dieser Emotionen beim PIP-Kontrollkollektiv, vgl. Abbildung 10.

Enttäuschung:

Neben Schuldgefühlen schien die Frage nach Enttäuschung von erheblicher Bedeutung zu sein.

„Inwieweit können Sie folgender Aussage zustimmen: Wenn ich daran denke, wie mein Angehöriger früher einmal war und wie er jetzt ist, fühle ich eine Enttäuschung.", (Quelle: Family Problems Questionnaire, FPQ, Morosini et al., 1991).

‚Stimmt nicht' gaben 22 %, ‚stimmt etwas' gaben 23 % an, ‚stimmt weitgehend' meinten 32 % und ‚stimmt vollkommen' war die Aussage von 23 % der Befragten.

Über die Hälfte der befragten Angehörigen leiden erheblich unter dem Gefühl der Enttäuschung! Dieser Anteil nimmt beim Kaufbeuren-Kollektiv 64 % ein und ist damit signifikant (p <.05) größer als im PIP-Interventionskollektiv, wo 39 % der Angehörigen von weitgehender Enttäuschung sprechen. Ähnlich verhält es sich im PIP-Kontrollkollektiv.

Abbildung 10: **Schuld und Scham (KEA)** (Quelle: Bäuml, 1989)

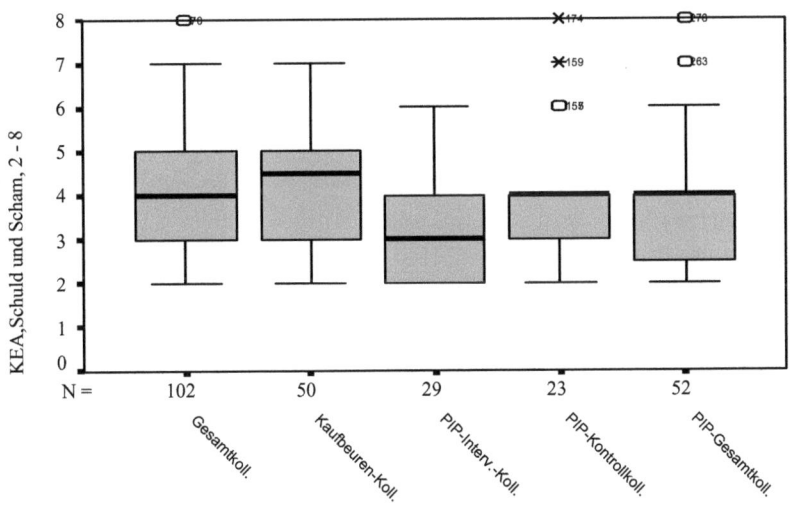

Zu Abb. 10:

Gesamtkollektiv:	Mean: 4,0	Std.: 1,4	Median: 4,0	Missings: n=2
Kaufbeuren-Kollektiv:	Mean: 4,3	Std.: 1,3	Median: 4,5	Missings: n=0
PIP-Interv.-Kollektiv:	Mean: 3,3	Std.: 1,3	Median: 3,0	Missings: n=2
PIP-Kontrollkollektiv:	Mean: 4,1	Std.: 1,4	Median: 4,0	Missings: n=0
PIP-Gesamtkollektiv:	Mean: 3,7	Std.: 1,4	Median: 4,0	Missings n=2

Gruppenvergleiche mit Mann-Whitney: Kaufbeuren-/PIP-Interventionskollektiv: $p < .01$
PIP-Interventions-/PIP-Kontrollkollektiv: $p < .05$

Emotionale Belastungen bei hostilem Patientenverhalten:

Um einen möglichen Zusammenhang dieser Emotion – in einer Reihe von weiteren Gefühlszuständen - mit Verhaltensweisen des Patienten zu konkretisieren, schien eine eigene Frage zu diesem Thema geboten. Es wurde ein bestimmter Aspekt der schizophrenen Erkrankung der Patienten herausgegriffen, welcher nach klinischer Erfahrung eine große Bedeutung in den sozialen Beziehungen hat, nämlich Feindseligkeit und Misstrauen als Ausmaß von Wahndynamik und/oder Affektstörung, Tabelle 8, nächste Seite.
Es gab die Möglichkeit, auf einer vierstufigen Ordinalskala die Emotionen zu quantifizieren.
Es wurden in die Tabelle nur die Minimal- und Maximalquanitifizierung übernommen um durch eine Akzentuierung das Wesentliche zu verdeutlichen. Im Kapitel 5.1.1., wurde bereits hervorgehoben, dass hostiles Verhalten signifikant häufiger im Kaufbeuren-Kollektiv, und auch tendenziell häufiger im PIP-Kontrollkollektiv auftritt. Relativ viele Angehörige des PIP-Interventionskollektivs dagegen sagen, dass Misstrauen und Feindseligkeit kaum aufgetreten seien.Verhältnismäßig viele Angehörige des PIP-Interventionskollektivs verneinen dementsprechend reaktive Emotionen wie Kränkung, Ärger, Beunruhigung und Enttäuschung bei Auftreten von Hostilität. Diese Emotionen treffen vielmehr auf die Angehörigen des Kaufbeuren-Kollektivs und - etwas geringer - auf die Angehörige des PIP-Kontrollkollektivs zu. Sie leiden vor allem unterKränkung, Beunruhigung und Enttäuschung.
Eindrucksvoll ist das Antwortprofil des Items ‚kein besonderes Gefühl': Mit der Ausnahme von 2 Angehörigen (4 %) des Kaufbeuren-Kollektivs kann niemand dieser Option uneingeschränkt zustimmen! Dagegen verneinen weit über 2/3 aller Angehörigen dieses Item in hohem Maß! Im Umkehrschluss heißt das, dass Hostilität in allen Kollektiven niemanden unberührt lässt. Die Auftretenshäufigkeit spielt dabei nachgewiesenermaßen eine wesentliche Rolle, da sich diese im PIP-Interventionskollektiv und PIP-Kontrollkollektiv signifikant unterscheidet.

Tabelle 8: *„Was empfinden Sie, wenn Ihnen Ihr/e Angehörige/r misstrauisch oder feindselig gegenübertritt?* (Bindl et al. vorliegende Arbeit) – Extremwerte, siehe Fußnote

Variable	Gesamt-kollektiv, n=104	Kaufbeuren-Kollektiv, n=50	PIP-Interventions-koll., n=31	PIP-Kontroll-koll., n=23	PIP-Gesamt-kollektiv, n=54
Kränkung/ Verletzung	+: 19,0 % -: 25,0 %	+: 28,0 % * -: 8,0 %	+: 6,5 % * -: 48,4 %	+: 13,0 % -: 26,1 %	+: 9,3 % -: 38,9 %
Ärger / Wut	+: 14,3 % -: 30,6 %	+: 18,0 % -: 18,0 %	+: 6,5 % -: 45,2 %	+: 13,0 % -: 30,4 %	+: 9,3 % -: 38,9 %
Beunruhigung Angst	+: 27,8 % -: 16,5 %	+: 34,0 % -: 10,0 %	+: 12,9 % -: 29,0 %	+: 26,1 % -: 8,7 %	+: 18,5 % -: 20,4 %
Enttäuschung Trauer	+: 23,7 % -: 19,6 %	+: 26,0 % -: 12,0 %	+: 19,4 % -: 35,5 %	+: 17,4 % -: 8,7 %	+: 18,5 % -: 24,1 %
KEIN GEFÜHL	+: 2,1 % -: 70,2 %	+: 4,0 % -: 64,0 %	+: 0 % -: 54,8 %	+: 0 % -: 73,9 %	+: 0 % -: 63,0 %
KAUM VORGEK.	+: 12,4 % -: 43,3 %	+: 6,0 % -: 46,0 %	+: 25,3 % * -: 29,0 %	+: 4,3 % * -: 43,5 %	+: 16,7 % -: 35,2 %

Die Antwortmöglichkeiten wurden auf einer vierstufigen Ordinalskala angegeben: „trifft in hohem Maß zu", „trifft in geringerem Maß zu", „trifft ganz wenig zu", „trifft gar nicht zu". Hier werden nur die Extremwerte dargestellt. Das Zeichen + bedeutet „trifft in hohem Maß zu", das Zeichen – bedeutet „trifft gar nicht zu". Gruppenvergleiche mit Fishers exact: * bedeutet $p < .05$

5.1.2.4. Persönliche Disposition zur Angst, trait', nach dem validierten Instrumentarium STAI X2 (Spielberger et al., 1970).

Innerhalb der Spannweite von 20 Punkten für geringe Angst und 80 Punkten für große Angst betrug der Mittelwert 44 für das gesamte befragte Kollektiv, die Standardabweichung 10 und der Median 44 Punkte, siehe unten, Abbildung 11. Ein Vergleich mit den Trait-Angst-Werten der hier untersuchten Angehörigen mit der vergleichbaren Durchschnittsbevölkerung wird in der Diskussion angestellt. Eine signifikant vermehrte Ausprägung der Trait-Angst besteht innerhalb des Kaufbeuren-Kollektivs im Vergleich zu den PIP-Kollektiven.

Abbildung 11: **Angst als persönliche Disposition („trait'), STAI X2 (State-Trait-Angst-Inventar)** (Quelle: Spielberger et al., 1970)

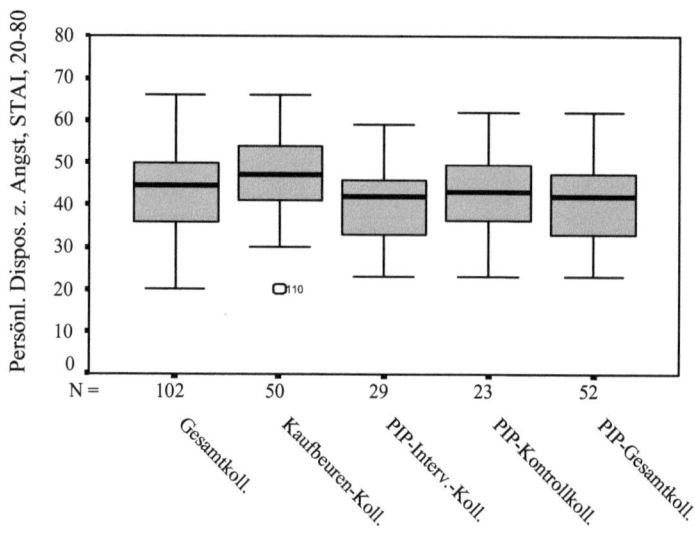

Gesamtkollektiv:	Mean: 43,7	Std.: 10,2	Median: 44,5	Missings: n=2
Kaufbeuren-Kollektiv:	Mean: 46,8	Std.: 9,4	Median: 47,0	Missings: n=0
PIP-Interv.-Kollektiv:	Mean: 39,1	Std.: 9,7	Median: 42,0	Missings: n=2
PIP-Kontrollkollektiv:	Mean: 42,8	Std.: 10,4	Median: 43,0	Missings: n=0
PIP-Gesamtkollektiv:	Mean: 40,7	Std.: 10,1	Median: 42,0	Missings: n=2

Gruppenvergleiche mit Mann-Whitney: Kaufbeuren-/PIP-Interventionskollektiv: $p < .01$

5.1.3. Entlastung der Angehörigen und Teilnahme an Angehörigengruppen.

Angermeyer stellte in seiner für Angehörigenorganisationen repräsentativen Umfrage die Frage nach ausreichenden Entlastungsmöglichkeiten, die übernommen wurde, siehe Abbildung 12. n. Des Weiteren folgen die Erhebungen zur Teilnahmehäufigkeit an Angehörigengruppen, siehe Abbildung 13, und zum Nutzen, den die Angehörigen daraus nach ihren Angaben ziehen konnten, siehe Abbildung 14.

Die Ergebnisse der drei Items scheinen plausibel zusammenzuhängen:

1. Mindestens die Hälfte aller befragten Angehörigen haben ausreichende Entlastungsmöglichkeiten. Die Angehörigen des Kaufbeuren-Kollektivs haben aber deutlich weniger Entlastungsmöglichkeit als die anderen.
2. Die dunkelgrauen Balkenanteile der Abbildung 13 zeigen, dass wesentlich mehr Angehörige des Kaufbeuren-Kollektivs öfter als 10 Male in einer Angehörigengruppe waren, als dies bei Angehörigen der PIP-Kollektive der Fall war.
3. Bezüglich des Nutzens zeigt sich auch eine leichte Mehrheit unter den Kaufbeuren-Angehörigen: 67 % sagen, dass sie viel oder sehr viel von der Angehörigengruppe profitiert haben.

Abbildung 12: „Haben Sie zur Zeit ausreichende Möglichkeiten zur Entlastung?"
(Quelle: Angermeyer et al., 1995)

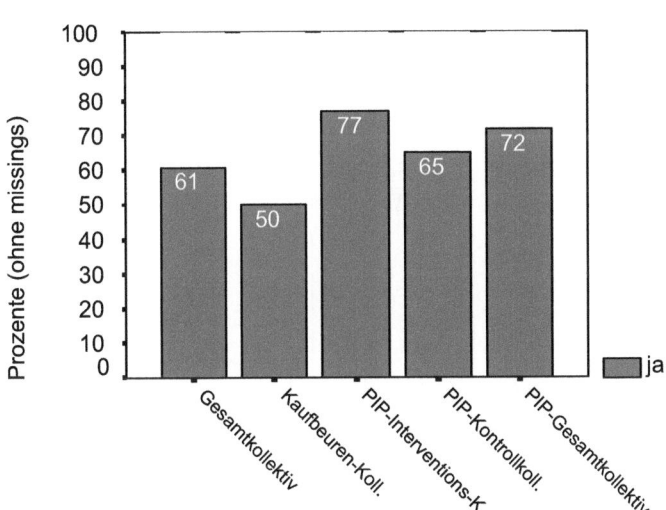

Missings: Gesamtkollektiv (n=104): n=12, Kaufbeuren-Kollektiv (n=50): n=4, PIP-Interventionskollektiv (n=31): n=5, PIP-Kontrollkollektiv (n=23): n=3, PIP-Gesamtkollektiv (n=54): n=8. Gruppenvergleiche n. sig.

Abbildung 13: **Teilnahmehäufigkeit an Angehörigengruppen**

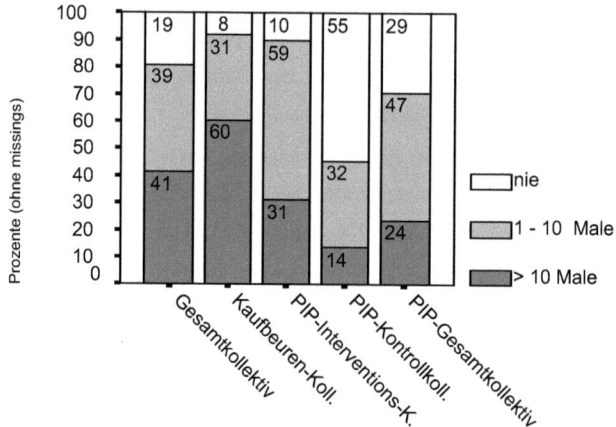

Missings: Gesamtkollektiv n=5, Kaufbeuren-Kollektiv n=2, PIP-Interventions-Kollektiv n=2,
PIP-Kontrollkollektiv n=1, PIP-Gesamtkollektiv n=3
Gruppenvergleiche mit Fishers exact: PIP-Interventions-/PIP-Kontrollkollektiv: p < ,01
Kaufbeuren/PIP-Interventionskollektiv: p <.001

Abbildung 14: **Nutzen der Angehörigengruppe**

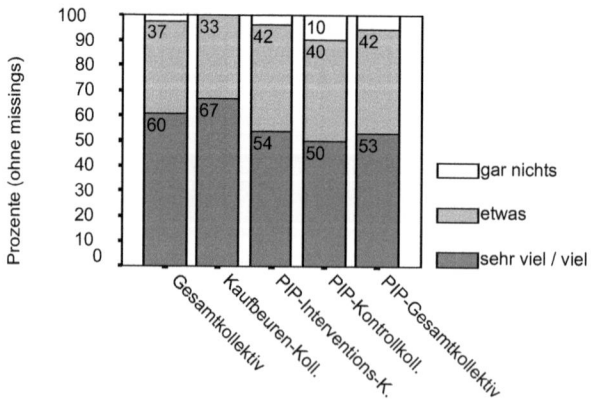

Missings: Gesamtkollektiv n=23, Kaufbeuren-Kollektiv n=5, PIP-Interventions-Kollektiv n =5
PIP-Kontrollkollektiv n=13, PIP-Gesamtkollektiv n=18
Gruppenvergleiche nicht signifikant.

Gemäß der Rekrutierung des PIP-Kollektivs im Rahmen der PIP-Studie besteht bei der Variable ‚Teilnahmehäufigkeit an Angehörigengruppen' ein erheblicher Unterschied zwischen PIP-Interventionskollektiv und PIP-Kontrollkollektiv, ersteres hatte im Rahmen der PIP-Studie Psychoedukation, letzteres nicht.

Eine ganze Reihe von Angehörigen des PIP-*Kontroll*kollektivs, 47 %, gaben zum Zeitpunkt der vorliegenden Befragung dennoch an, mindestens ein Mal an Angehörigengruppen teilgenommen zu haben, 14 % äußerten sogar, schon öfter als 10 mal in einer solchen Gruppe gewesen zu sein. Dieses Kollektiv wird dennoch als ‚Kontrollkollektiv' bezeichnet, da es sich um Angehörige handelt, denen im Rahmen der PIP-Studie nur die damals übliche Routine-Versorgung angeboten wurde, d. h. ohne Angehörigengruppen. Dass nun doch so viele Beteiligte 3 – 5 Jahre nach Abschluss der PIP-Studie in dieser Befragung angaben, auch an Angehörigengruppen teilgenommen zu haben, bedeutet wahrscheinlich, dass sie auf das seither wachsende Angebot von Angehörigengruppen im Münchener Raum aufmerksam geworden sind und dieses auch genutzt haben.

Umgekehrt gaben 10 % der Angehörigen des PIP-*Interventions*kollektivs an, nie an einer Angehörigengruppe teilgenommen zu haben. Offenbar handelt es sich um Angehörige, die der damaligen Einladung nicht nachgekommen sind, deren erkrankte Angehörige jedoch an den Patientengruppen teilgenommen und die Einschlusskriterien für die Studie deshalb dennoch erfüllt waren

5.1.4. Compliance der Patienten (Einschätzung der Angehörigen):

Zur Orientierung über die Compliance der Patient/-innen wurde die Einschätzung der Angehörigen, wie regelmäßig die Patient/-innen die ihnen verordneten Medikamente einnehmen und wie groß die allgemeine Bereitschaft der Patient/-innen zur Zusammenarbeit mit Helfern in den zwei Monaten vor Befragung war, untersucht, vgl. Abbildung 15.
Eine regelmäßige Medikamenteneinnahme wird von mindestens ¾ der Angehörigen ihrem erkrankten Familienmitglied attestiert. Dies ist ein hervorragendes Ergebnis. Bemerkenswerterweise bestehen kaum Unterschiede zwischen den Kollektiven, auch nicht zwischen Kaufbeuren-Angehörigen und PIP-Angehörigen.

Abbildung 15: **Medikamenteneinnahme (Einschätzung der Angehörigen)**

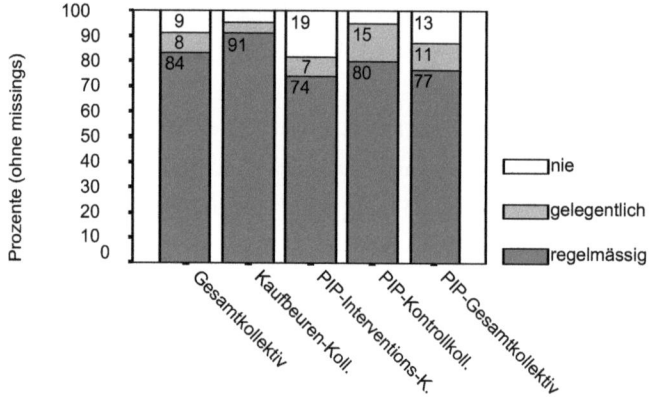

Missings: Gesamtkollektiv n=13, Kaufbeuren-Kollektiv n=6, PIP-Interventions-Kollektiv n=4
PIP-Kontrollkollektiv n=3, PIP-Gesamtkollektiv n=7 Gruppenvergleiche nicht signifikant.

Abbildung 16: „**Arbeitete Ihr/e Angehörige/r in den letzten zwei Monaten mit denjenigen zusammen, die ihm/ihr helfen wollten?**" (Quelle; Morosini et al., 1991)

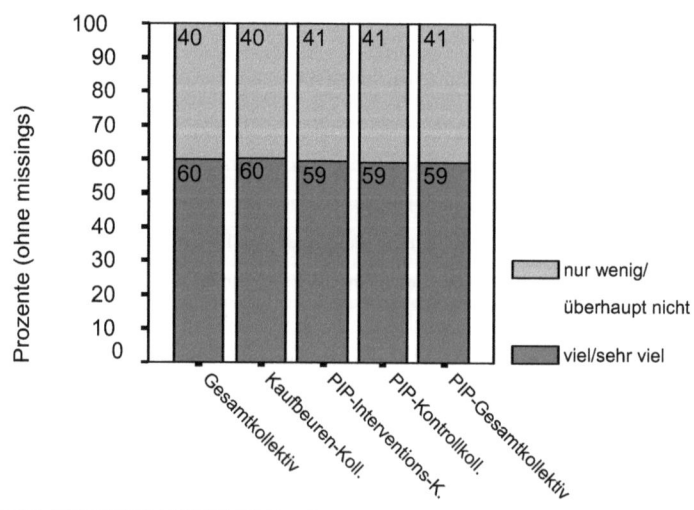

Missings: Gesamtkollektiv n=7, Kaufbeuren-Kollektiv n=2, PIP-Interv.- Koll. n=4
PIP-Kontrollkollektiv n=1, PIP-Gesamtkollektiv n=5, Gruppenvergleiche nicht signifikant.

Wie ähnlich sich die Kollektive in dieser Frage sind, kommt noch deutlicher beim Item ‚Zusammenarbeit mit Helfern' zum Vorschein, s. u.. In der Beurteilung der Bereitschaft zur Zusammenarbeit schrumpft der Anteil kooperativer Patient/-innen auf etwas mehr als die Hälfte in allen Kollektiven, vgl. Abbildung 16.

5.1.6. Zusammenfassung der bisherigen Ergebnisse:

Es folgt eine exemplarische Darstellung der Kollektive Kaufbeuren, PIP-Gesamt-, -Interventions- und -Kontrollkollektiv.

Kaufbeuren-Kollektiv, n=50:

Typischerweise handelt es sich um Mütter (77 % Frauen, 78 % Elternbeziehungen), 59 Jahre alt, mit einem Sohn, 35, der seit 14 Jahren an Schizophrenie erkrankt ist und 5 – 6 Hospitalisationen hinter sich hat. Ein gemeinsamer Haushalt besteht in der Regel nur bei 22 % noch. Typischerweise wohnt die Patientin/der Patient in einem eigenen Haushalt oder in einer therapeutischen Wohngemeinschaft. Der letzte stationäre Aufenthalt liegt 1/2 - 3 Jahre zurück (Durchschnitt 29,4 Monate, Median 12 Monate). Seine Medikamente nimmt er regelmäßig. Grundsätzlich verhält er sich allen, die mit seiner Unterstützung zu tun haben, kooperativ. Der Mutter gegenüber allerdings ist er oft misstrauisch und feindselig, 46 %. Verbale Beleidigungen kommen im Krankheitsfall regelmäßig vor (70 %). Im Rahmen einer psychotischen Entgleisung kam es in 32 % der Fälle zu tätlichen Angriffen. Des weiteren sehr störend sind die Minus-Symptome wie keine Aktivität (46 %), wenig Selbständigkeit (40 %) und mangelnde Hygiene (34 %) usw.. Aber auch die Plus-Symptome werden als sehr belastend erlebt: Die Aggressivität (46 %) ist genauso belastend wie Inaktivität. Des Weiteren neigen die Patient/-innen dazu, ihre Möglichkeiten falsch einzuschätzen (30 %), unberechenbar zu sein (30 %) und seltsame Geschichten zu erzählen (24 %). Diese Verhaltensweisen wirken sich sehr störend aus und tragen dadurch zur Steigerung der subjektiven Belastungen bei und müssen bei der Beurteilung des Stellenwertes der subjektiven Belastungen berücksichtigt werden.

Die Mütter können aber auch eine ganze Reihe positiver Verhaltensweisen (‚positive behaviour') der Patient/-innen berichten, was sich in der positive behaviour scale (Herz et al., 1991) mit einem durchschnittlichen Punktwert von 42,8 (range 15 – 75) niederschlägt.

Die Schwierigkeiten der Patient/-innen, mit sich selbst zurecht zu kommen und den Alltag zu bewältigen, versuchen die Mütter mit regelmäßigen Hilfeleistungen auszugleichen. Typischerweise stehen die Mütter als Gesprächspartnerinnen zur Verfügung, hören die Probleme an und gehen darauf ein (90 %). 76 % der Angehörigen des Kaufbeuren-Kollektivs stehen regelmäßig bei Krisen zur Seite. Aber auch einfache Haushaltsarbeiten und Verhandlungen mit Arbeitgebern und Behörden für die Patient/-innen stehen an der Tagesordnung (54 % - 58 %). Oft reichen 10 Stunden pro Woche dafür nicht aus, 46 % dieses Kollektivs arbeiten mehr für das erkrankte Familienmitglied.

Sie übernehmen auch Kosten, die die Patient/-innen nicht tragen können: 40 % geben mehr als ein Zehntel ihres Monatseinkommens aus, 78 % geben bis zu 500 DM aus, 22 % mehr als 500 DM.

Viele Angehörige berichten von gesundheitliche Beschwerden, die sich in der Beschwerdeliste (v. Zerssen, 1975) vor allem in Form von innerer Unruhe (76 %), Grübelei (65 %), Rückenschmerzen (60 %) oder Schwächegefühl (45 %) abbilden.
Die Mütter berichten über den Verlust von Freundschaften (50 %) und zum Teil auch über den Kontaktverlust zu anderen Familienmitgliedern (31 %).

Diese objektiven Belastungen (‚objective burden scale', Herz et al., 1991) liegen mit einem Score von 26,1 Punkten (range 10 – 50 Punkte) etwas unterhalb des rein rechnerisch ermittelten mitteleren Belastungsausmaßes.
Ebenso verhält es sich mit den subjektiven Belastungen (‚subjective burden'). Damit sind die belastenden Gefühlszustände gemeint, die Angehörige immer wieder im Zusammenleben mit ihren Erkrankten durchmachen müssen. Dazu gehören Schuld- und Schamgefühle und vor allem die Enttäuschung, wenn die Patient/-innen ihnen gegenüber mißtrauisch und feindselig auftreten. Dann entstehen auch in hohem Maße Kränkungsgefühle, Beunruhigung und Angst (28 – 34 %).
Angst oder Ängstlichkeit, gemessen mit dem validierten Fragebogen STAI Spielberger et al., 1970) als sogenannter ‚trait' im Sinne einer persönliche Disposition der Angehörigen, erreicht einen Wert von durchschnittlich 46, 8 auf einer Skala von 20 – 80 Punkte. Eine Gegenüberstellung mit einer vergleichbaren repräsentativen Stichprobe der deutschen Allgemeinbevölkerung wird u. a. in der Diskussion angestellt (Tabelle 17). Eine weitere Skala zur Erfassung der subjektiven Belastung ist die ‚subjective burden scale' (Herz et al., 1991).

Der durchschnittliche Summen-score-Wert von 33,0 Punkten ist bei einem range von 12 – 60 relativ hoch.

Das Gefühl der „allgemeinen Belastung" wird von einem großen Prozentsatz, 71 %, mit „hoch" eingeschätzt. Demzufolge haben auch 66 % ein großes Bedürfnis nach Entlastung, aber nur 50 % gaben an, über diese Möglichkeiten zur Entlastung zu verfügen.

61 % der Befragten haben bereits 10 und mehr mal an Angehörigengruppen teilgenommen, von denen sie „viel" oder sogar „sehr viel" profitieren konnten (66 %).

PIP-Gesamtkollektiv, n=54, bestehend aus PIP-Interventionskollektiv, n=31 und PIP-Kontrollkollektiv, n=23:

PIP-Interventionskollektiv und PIP-Kontrollkollektiv werden zusammen dargestellt. Wo Unterschiede bestehen, werden diese getrennt beschrieben.

Von einem typischen Angehörigenprofil wie im Kaufbeuren-Kollektiv, kann hier nicht gesprochen werden. Es bestehen einige gravierende Unterschiede zwischen PIP-Gesamt-Kollektiv und Kaufbeuren-Kollektiv.
Bei den Erkrankten des Münchner PIP-Kollektivs ist das Geschlechterverhältnis mit rund 60 % Frauen genau umgekehrt. Die Angehörigen haben also überwiegend mit Töchtern und im Vergleich mit dem Kaufbeuren-Kollektiv deutlich mehr mit Ehefrauen zu tun. Doppelt so oft wie im Kaufbeuren-Kollektiv leben Angehörige und Patient/-innen in einem gemeinsamen Haushalt. Hinsichtlich Alter, Erkrankungsdauer und Anzahl der Hospitalisationen unterscheiden sie sich kaum. Signifikant länger jedoch liegt der letzte stationäre Aufenthalt zurück, nämlich 2- 4 Jahre (Durchschnitt 35,1 Monate, Median 42,0 Monate). Ihre Medikamente nehmen sie fast genau so regelmäßig ein und ihr Kooperationsverhalten ist fast genau so gut wie im Kaufbeuren-Kollektiv. Von verbalen Entgleisungen berichten 41 %. Am wenigsten aggressiv waren die Erkrankten des PIP-Interventionskollektivs: Sachbeschädigungen verübten 10 % und körperliche Angriffe gegen die Angehörige kamen bei 6 % vor. Bei den Patient/-innen des PIP-Kontrollkollektivs wurden diese aggressiven Verhaltensweisen signifikant häufiger berichtet, nämlich von 39 % bzw. 22 % der Befragten. Ähnlich hoch war dieser Anteil im Kaufbeuren-Kollektiv.

Hostilität kommt im Interventionskollektiv bei 29 % (vs. 46 % des Kaufbeuren-Kollektivs) und beim Kontrollkollektiv bei 44 % vor und weist damit einen statistisch signifikanten Unterschied mit einem p < .05 auf

Auch was die Plus- und Minussymptomatik betrifft, scheinen die PIP-Patient/-innen weniger belastend zu sein. Die Differenz beträgt etwa 15 %. Es fällt ihnen einfach leichter, auch das Positive zu sehen, da sich die Erkrankten auch signifikant positiver verhalten als das mehr Söhne aufweisende Kaufbeuren-Kollektivs („positive behaviour scale', 53,4 vs. 42,8, p <.001).

Was die Unterstützungsnotwendigkeit im Alltag anbelangt, scheinen die PIP-Patient/-innen ungefähr 10 % - 20 % weniger Hilfe zu brauchen. Als „Gesprächspartner zur Verfügung zu stehen", nimmt aber auch hier den größten Anteil ein und das „Hilfe-in-Krisen-anbieten" ist mit 76 % identisch mit der Situation des Kaufbeuren-Kollektivs. Der zeitliche Betreuungsaufwand nimmt bei PIP-Angehörigen deutlich weniger Raum ein als im Kaufbeuren-Kollektiv. Die finanziellen Kosten lagen bei allen Subkollektiven ungefähr gleich hoch. ¾ der Angehörigen berichten, dass sie monatlich bis zu 500 DM für die Erkrankten ausgeben müssen. Mehr als 1000 DM geben 9 % der im Kaufbeuren-Kollektiv und 4 % im PIP-Interventionskollektivs und 18 % des PIP-Kontrollkollektivs aus. Bei gesundheitlichen Beschwerden dominierte auch bei den PIP-Angehörigen die Grübelei mit 61 % bei den Interventions- und 65 % bei den Kontrollangehörigen. In Bezug auf die anderen Items der Beschwerdeliste (v. Zerssen et al.,1975) fanden sich aber zum Teil deutliche Unterschiede zwischen PIP-Interventions- und PIP-Kontrollkollektiv, wie z. B. innere Unruhe (45 % vs. 61 %), Reizbarkeit (35 % vs. 57 %), Rückenschmerzen (19 % vs. 44 %,) oder Schlafstörungen (16 % vs. 48 %, p < .05) und sonstige Beschwerden (16 % vs. 52 %, p <.05). Von einer sozialen Isolation waren nur 14 % der Interventionsgruppe und 17 % der Kontrollgruppe betroffen. Im Kaufbeuren-Kollektiv betrug diese Rate 50 %.

Insgesamt ist das Ausmaß der objektiven Belastungen beim PIP-Interventionskollektiv signifikant (v. a. „objectiv burden scale', p < .001) geringer als beim Kaufbeuren-Kollektiv.

Dieser Unterschied besteht auch bei den subjektiven Belastungen (v. a. „subjective burden scale', p < .01). Schuldgefühle sind im PIP-Interventionskollektiv am geringsten ausgeprägt, signifikant (p <.05) weniger als beim PIP-Kontrollkollektiv.
Die Patient/-innen des PIP-Interventionskollektivs sind weniger feindselig, vielleicht sind daher Ärger, Enttäuschung, Beunruhigung und Angst, ausgelöst durch diese Feindseligkeit, auch deutlich geringer. Gleichsinnig berichten die Angehörigen des PIP-Interventionskollektivs, dass

sie bei hostilem Verhalten ihrer kranken Familienmitglieder weniger gekränkt sind (6,5 % vs. 13 % [PIP-Kontrollkollektiv] vs. 28 % [Kaufbeuren-Kollektiv]).

Die Ängstlichkeit als persönliche Disposition („Trait') ist bei den Interventionsangehörigen mit durchschnittlich 39,1 Punkten auf der STAI-Skala, range 20 – 80, (State-Trait-Angst-Inventar, Spielberger et al., 1970, 1981) signifikant geringer als im Kaufbeuren-Kollektiv mit 46,8 (Kontrollangehörige: 42,8 Punkten).

Die Frage nach der allgemeinen Belastung ergibt, dass sie in den PIP-Kollektiven mit 60 % geringer ist als im Kaufbeuren-Kollektiv. In letzterer Gruppe geben 84 % eine mittlere bis schwere allgemeine Belastung an.

Entsprechend niedriger ist auch das Entlastungsbedürfnis bei den PIP-Angehörigen - 27 % bei den Kontrollangehörigen und 46 % bei den Interventionsangehörigen – im Vergleich zu den Kaufbeuren-Angehörigen mit 66 % (vgl. Abbildung 5). Als Erklärung kann herangezogen werden, dass die PIP-Angehörigen ca. 20 % mehr Entlastungsmöglichkeiten haben (vgl. Abbildung 12).

Zur Teilnahmehäufigkeit und zum Nutzen von Angehörigengruppen:

Zur Erinnerung: Das PIP-Interventionskollektiv hatte im Rahmen der PIP-Studie das Angebot einer Kurzzeitpsychoedukation, das 8 Gruppenveranstaltungen umfasste. Die meisten kamen dem damals nach. Das PIP-Kontrollkollektiv erhielt dieses Angebot nicht.
Zum Zeitpunkt der Befragung gaben 32 % des Interventionskollektivs an > 10 Male in einer Angehörigengruppe gewesen zu sein. Bis zu 10 Male waren 58 %. 10 % waren nie in einer Angehörigengruppe gewesen.
Überraschenderweise gaben nun auch Angehörige des Kontrollkollektivs an, in Angehörigengruppen gewesen zu sein. 14 % sogar > 10 Male, 32 % bis 10 Male. Wie weiter oben ausgeführt, ist der Befund wahrscheinlich durch das wachsende Angebot an Angehörigengruppen im Raum München, z. B. bei sozialpsychiatrischen Diensten, auf das die Angehörigen des Kontrollkollektivs aufmerksam wurden, zu erklären. Nachdem aber noch 55 % angaben, nie in einer Angehörigengruppe gewesen zu sein, besteht ein statistisch signifikanter Unterschied mit $p < .01$.
Der subjektiv empfundene Nutzen einer Angehörigengruppe wird von der Hälfte bis zu zwei Dritteln der Befragten aller Subkollektive mit ‚viel' oder ‚sehr viel' quantifiziert. 67 % der

Kaufbeuren-Angehörigen geben dies an und sind damit etwas zufriedener als die PIP-Angehörigen. Die Antwortmöglichkeit ‚nie' wurde fast gar nirgends gewählt.

5.2. Beantwortung der Fragestellungen.

5.2.1. Überprüfung durch Vergleichsprüfungen.

5.2.1.1. Geschlechtsverteilung.

Die erste Frage, ob ein Zusammenhang zwischen soziodemographischen Variablen von Patient/-innen und ihren Angehörigen mit deren Belastungen besteht, soll hier durch einen Gruppenvergleich, beschränkt auf die auffällige Geschlechtsverteilung sowohl auf Angehörigen- als auch auf Patient/-innenseite, angegangen werden. Nachdem sich herausgestellt hat, dass die Variable Geschlechtszugehörigkeit auf Angehörigen- und auch auf Patient/-innenseite eine z. T. sehr asymmetrische Verteilung aufweist und somit der Einfluss des Geschlechts schwer festgestellt werden kann, wird ein weiterer Vergleich unternommen und es werden Männer- und Frauenkollektive gebildet. Männer und Frauen unter den Angehörigen werden in ihrer Belastung miteinander verglichen. Männer und Frauen auf der Patientenseite werden in ihrer Psychopathologie, in ihrer Compliance und den Belastungen ihrer Angehörigen und miteinander verglichen. Zur Anwendung bei kategorialen Variablen kommt der Fishers exact- und bei kontinuierlichen Variablen der Mann-Whitney-Test.

Angehörige:

Es wurde das Kaufbeuren-Kollektiv nach der Geschlechtsverteilung dichotomisiert, ebenso wurde mit dem ‚PIP-Gesamtkollektiv' verfahren. Darauf folgte ein Vergleich der Belastungsprofile der nun entstandenen Vergleichskollektive: Das ‚Männerkollektiv' und das ‚Frauenkollektiv' bezogen auf die Kaufbeuren-Angehörigen und bezogen auf die PIP-Angehörigen.

Kaufbeuren-Kollektiv: Frauen, n=37 (77 %), Männer, n=11, (23 %) (fehlend: n=2):

Im Bereich gesundheitlicher Beschwerden findet sich eine Tendenz zur Mehrbelastung der Frauen. In den Bereichen ‚störendes Patientenverhalten', subjective burden, allgemeine

Belastung in Alltagssituationen (KEA), Schuld und Scham und Enttäuschung ein Trend zur Mehrbelastung der Männer. Zeit, Geld und emotionale Reaktion auf hostiles Patientenverhalten, Belastung allgemein; auch das Entlastungsbedürfnis und soziale Isolation zeigten nahezu gleiche Ausprägung bei beiden Geschlechtern.

PIP-Gesamtkollektiv: Frauen, n=29 (57 %), Männer, n=22 (43 %) (fehlend: n=3):

Frauen haben mehr gesundheitliche Belastungen, aber zusätzlich auch mehr zeitliche Belastungen durch regelmäßige Leistungen für die Patient/-innen. Weiterhin waren Frauen mehr durch allgemeine Belastungen in alltäglichen Situationen beeinträchtigt sowie durch emotionale Belastungen bei hostilem Patientenverhalten und vor allem in Bezug auf Schuldgefühle. Männer waren mehr belastet durch Enttäuschung und finanzielle Lasten. Fast gleich ausgeprägt war die Belastung allgemeiner Art, auch das Entlastungsbedürfnis, störendes Patientenverhalten und subjective burden.

Es zeigten sich zwei unterschiedliche Trends: im Kaufbeuren-Kollektiv scheinen die Männer etwas mehr belastet zu sein, im PIP-Gesamtkollektiv dagegen etwas mehr die Frauen. Die Beurteilung ist aber lediglich auf Grund der qualitativ so unterschiedlichen Häufungen nur eine Einschätzung. Denn es ist schwer zu sagen, welches Gewicht eine gesundheitliche Mehrbelastung im Vergleich zur Mehrbelastung im emotionalen Bereich und bei finanziellen Sorgen einnimmt. Eine statistische Signifikanz besteht bei keiner Variable.

Patient/-innen:

Innerhalb des Kaufbeurenkollektivs bestand eine fast ¾-Mehrheit von Patienten, während das Geschlechterverhältnis innerhalb der PIP-Kollektive eher den gegenteiligen Trend erkennen ließ. Die Abbildung 17, s. u., zeigt, wie die Geschlechtsdichotmisierung bezogen auf das Gesamtkollektiv zustande kommt. Der Anteil der jeweiligen Ausgangskollektive am Männer- und Frauen-Kollektiv ist unterschiedlich groß. Diese Art der Dichotomisierung wird aber trotzdem gemacht, da bezüglich des Alters, der Erkrankungsdauer und der Anzahl der Hospitalisationen sowie der Compliance die Patient/-innen aus den Kaufbeuren- und PIP-Kollektiven vergleichbar sind. Die Dichotomisierung innerhalb des Kaufbeuren- und der PIP-Kollektive ist weniger problematisch, da sie insgesamt als homogen zu betrachten sind. Als

Zielgröße sollen mögliche geschlechtsspezifische Einflussgrößen auf die Belastungen durch den Vergleich von Männer- und Frauenkollektiv erkundet werden.

Mögliche geschlechtsspezifische Belastungen:

Die meisten Belastungsarten, unabhängig von subjektiv und objektiv, sind bei männlichen Erkrankten tendenziell erhöht. Signifikant ist jedoch kein einziger Teilkollektivvergleich. Bezogen auf das Gesamtkollektiv gibt es vereinzelte Inkohärenzen, z. B. bei der ‚subjektiv burden scale' lösen weibliche Erkrankte erhöhte Werte aus. Auf der KEA-Skala, die subjektive und allgemeine Belastungen und Schuld und Scham misst, dagegen Männer.

Abbildung 17: **Geschlechtsdichotomisierung der *Patient/-innen* bezogen auf das gesamte befragte Kollektiv:**

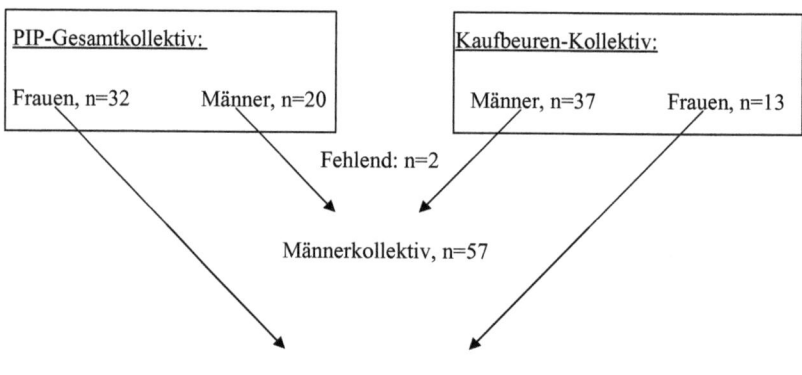

Bei den Angehörigen des Kaufbeuren-Kollektivs finden sich erhöhte Werte auf der ‚objektiv burden scale', wenn nur die Angehörigen von Patientinnen berücksichtigt werden. Bei den PIP-Angehörigen ist dies der Fall, wenn nur auf Angehörige von Patienten geblickt wird.

Innerhalb der PIP-Kollektive schienen subjektive Belastungen etwas stärker mit dem männlichen Geschlecht assoziiert zu sein. Kränkungsgefühle bei hostilem Patient/-innenverhalten gingen verstärkt mit weiblichem Geschlecht auf der Patientenseite einher.

5.2.1.2. Teilnahmehäufigkeit an Angehörigengruppen:

Die dritte Frage, ob ein belastungsreduzierender Effekt durch die Teilnahme an Angehörigengruppen besteht, wird wieder durch einen Gruppenvergleich - speziell hinsichtlich der bifokalen informationszentrierten Kurzzeitpsychoedukation - zu beantworten versucht. Es konnte festgestellt werden, dass sich innerhalb des PIP-Gesamtkollektivs (PIP-Interventionskollektiv + PIP-Kontrollkollektiv) vergleichbare Häufigkeiten auf die vier Stufen der Ordinalskala „nie" (n=15), „1 – 4 Male" (n=15), „5 – 10 Male" (n=9) und „öfter" (n=12) verteilten. Beide PIP-Kollektive wurden deshalb zu einem PIP-Gesamtkollektiv zusammengefasst und Subkollektive nach den obengenannten vier Häufigkeiten „nie", „1- 4 Male", „5 – 10 Male" und „öfter" gebildet. Grundsätzlich war eine Tendenz festzustellen, dass Angehörige mit erhöhten Belastungen häufiger in Angehörigengruppen waren. Besonders exponiert stellt sich dieser Trend beim Vergleich der beiden Extremkategorien „nie" und „öfter als 10 Male" dar. Signifikant waren die Vergleiche zwischen den Subkollektiven „nie" und „öfter als 10 Male" allerdings nur bei den Variablen „subjective burden" und „Entlastungsbedürfnis" und zwar in dem Sinne, dass Angehörige, die deutlich belasteter sind, häufiger in Angehörigengruppen gehen; vgl. Abbildungen 18 und 19.

Abbildung 18: **Subjective burden** (Quelle: Herz et al., 1988). Auswahl aus dem PIP-Gesamtkollektiv: Angehörige, die „nie" und Angehörige, die „öfter als 10 Male" an einer Angehörigengruppe teilgenommen haben.

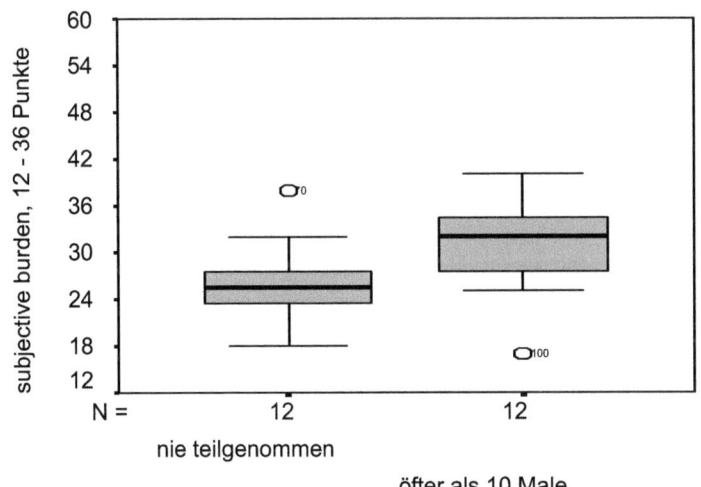

Gruppenvergleich mit Mann-Whitney-Test, $p < .05$.

Abbildung 19: „Meinen Sie, dass Sie Entlastung bei der Betreuung des/der Kranken benötigen?" (Quelle: Morosini et al., 1996). Auswahl aus dem PIP-Gesamtkollektiv, Angehörige, die „nie" und Angehörige, die „öfter 10 Male" an einer Angehörigengruppe teilgenommen haben.

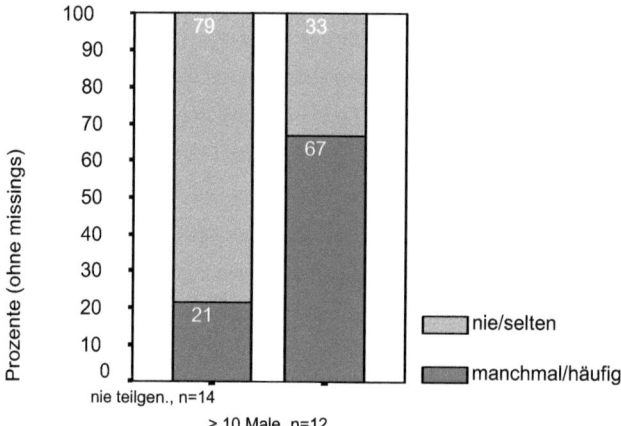

Gruppenvergleich mit Fishers exact-Test, p < .05.

Hält man sich nun vor Augen, aus welchem PIP-Subkollektiv die Angehörigen stammen, die nie in einer Angehörigengruppe waren und zu welchem PIP-Subkollektiv diejenigen gehören, die > 10 Male an einer Angehörigengruppe teilgenommen haben (siehe auch Abbildung 13), so wird klar, dass in erster Kategorie fast ausschließlich Angehörige des PIP-Kontrollkollektivs vertreten sind und in letzterer Angehörige des PIP-Interventionskollektivs.

Das heißt, dass die relativ **niedrige** Belastung bei der Variable ‚**subjective burden'** in der Kategorie der PIP-Angehörigen, die **nie** an einer Angehörigengruppe teilgenommen haben, die Belastung der **PIP-Kontroll-Angehörigen** widerspiegelt,die genannte Kategorie setzt sich aus 9 Kontroll- und 3 Interventions-Angehörigen zusammen.

Umgekehrt und vergleichbar verhält es sich im Bereich der hohen subjektiven Belastung.

Ähnlich ist es bei der Variable des Entlastungsbedürfnisses. Das **geringe Entlastungsbedürfnis** der PIP-Angehörigen, die **nie** in einer Angehörigengruppe waren, zeigt das geringe Entlastungsbedürfnis der **PIP-Kontroll-Angehörigen**. Ein geringes Entlastungsbedürfnis (79 %) unter den Angehörigen, die nie in einer Angehörigengruppe waren, haben 8 Kontroll-Angehörige und 3 Interventions-Angehörige. Umgekehrt ist ein hohes Entlastungsbedürfnis

(67 %) der Angehörigen, die > 10 Male in einer Angehörigengruppe waren, das Entlastungsbedürfnis der Interventions-Angehörigen, n = 7. Nur 1 Kontroll-Angehöriger kommt in dieser Kategorie vor.

Die Interpretation dieses Befundes kann der Diskussion (6.1.4. und 6.2.) entnommen werden.

5.2.1.3. Compliance.

Die vierte Frage ob ein belastungsreduzierender Effekt durch hohe Patientencompliance besteht, wurde auch versucht, durch einen Gruppenvergleich zu beantworten. Nachdem die Medikamenteneinnahme überwiegend als sehr gut eingeschätzt wurde und kaum Unterschiede innerhalb der Kollektive zu erkennen waren, schien es angezeigt, eine Dichotomisierung des Gesamtkollektivs nach den Merkmalen Medikamenteneinnahme ‚nie' in Verbindung mit dem Merkmal Medikamenteneinnahme , gelegentlich' durchzuführen, um über diesen Weg herauszufinden, ob ein Unterschied im Belastungsprofil dieser nach Compliance eingeteilten Subkollektive besteht.

84 % des Gesamtkollektivs (n = 76) berichten von einer ‚regelmäßigen' Medikamenteneinnahme und 16 % (n = 15) gaben ‚gelegentlich' und ‚nie' an; 10 Angehörige machten keine Angaben.

Ein Vergleich der Belastungen dieser Subkollektive konnte keine nennenswerten Belastungsunterschiede an den Tag bringen. Die Belastungsskala ‚objective burden' (Herz et al., 1991) und die Belastungsskala ‚subjective burden' (Herz et al., 1991) scheinen allerdings einen Trend zu höheren Belastungswerten bei weniger complianten Patient/-innen abzubilden. Die Skala für konstruktives Patientverhalten ‚positive behaviour' (Herz et al., 1991) erbrachte für compliantere Patienten Hinweise für positiveres Verhalten als dies bei weniger complianten Patient/-innen der Fall war. Hierauf wird in der Diskussion weiter eingegangen.

Ein statistisch signifikanter Unterschied konnte nicht gefunden werden.

Dichotomisierung des Gesamtkollektivs nach der Variable ‚Zusammenarbeitsbereitschaft'.

Dichotomisiert man das Gesamtkollektiv (n=104) hinsichtlich der Variable ‚Kooperationsbereitschaft' in die Kategorien ‚überhaupt nicht' plus ‚nur wenig' auf der einen Seite und ‚viel' plus ‚sehr viel' auf der anderen Seite, so geben man 40 % (n = 39) aller befragten Angehörigen an, die von den Patient/-innen überhaupt keine oder nur wenig

Kooperationsbereitschaft zu erfahren und 60 % (n = 58) sprechen von ‚viel' bzw. ‚sehr viel' Zusammenarbeitsbereitschaft der Patient/-innen. 4 Angehörige machten keine Angaben.

Ein Belastungsvergleich dieser beiden Teilkollektive ergab ähnlich der entsprechenden Untersuchung der Variable Medikamentencompliance keine statistisch relevanten Belastungsunterschiede. Lediglich im Sinne eines milden Trends konnten Hinweise für eine vermehrte Belastung von Angehörigen weniger kooperativer Patient/-innen gefunden werden, wobei sich dies bei keiner einzelnen Belastungsvariablen als statistisch signifikant erwies.

5.2.1.4. Zusammenfassung der Vergleichsprüfungen:

Geschlecht der Angehörigen:

Kein signifikanter Befund. Aber sowohl im Kaufbeuren-Kollektiv als auch im PIP-Gesamtkollektiv zeigte sich ein Trend, dass Frauen eher an gesundheitlichen Beschwerden litten und Männern mehr die finanzielle Last und das Gefühl der Enttäuschung zu schaffen machten.

Geschlecht der Patient/-innen:

Ein signifikanter Direktzusammenhang zwischen Patient/-innengeschlecht und Belastung ließ sich durch Gruppenvergleich nicht nachweisen. Insgesamt jedoch entstand der Eindruck, dass subjektive Belastungsparameter erhöht sind, wenn es sich um männliche Erkrankte handelt.

Die Teilnahmehäufigkeit an Angehörigengruppen zeigte beim Vergleich der Angehörigen des PIP-Gesamtkollektivs, die nie an einer Angehörigengruppe teilgenommen haben, mit Angehörigen, die mehr als 10 Male dies getan haben, ein eindeutiges Ergebnis: Angehörige, die mehr als 10 Male in eine Angehörigengruppe gegangen waren, waren mehr belastet als diejenigen, die nie in einer Angehörigengruppe waren. Es handelt sich um subjektive und allgemeine Belastungsbereiche. Signifikant war dieser Zusammenhang bei den Variablen ‚subjective burden' und ‚Entlastungsbedürfnis'. Die Mehrbelastung der Angehörigen, die > 10 Male an einer Angehörigengruppe teilgenommen haben, gibt die Belastung der PIP-Interventions-Angehörigen wider; die geringere Belastung der Angehörigen, die in einer Angehörigengruppe waren, die Befindlichkeit der PIP-Kontrollgruppe. Eine seltene bzw. eine häufige Teilnahme scheint einen sehr starken Zusammenhang mit dem Ausmaß der subjektiv empfundenen Belastung zu haben. Hinsichtlich der Compliance konnte der Gruppenvergleich keine nennenswerten Unterschiede an den Tag bringen.

5.2.2. Explorative Datenanalyse durch bivariate Korrelationsrechnung.
Methodik.

Die deutlichsten Belastungsunterschiede ließen sich zwischen dem Kaufbeuren-Kollektiv und dem PIP-Interventions-Kollektiv finden. Beim Vergleich beider Kollektive muß alledings die unterschiedlichen Zusammensetzung hinsichtlich Geschlechtsverteilung und Verwandtschaftsgrad berücksichtigt werden.

Die unterschiedlichen Belastungsprofile der Kollektive könnten also von mehreren Variablen abhängen, nämlich von soziodemographischen, krankheitsbezogenen und von der unterschiedlichen Teilnahmehäufigkeit an psychoedukativen Sitzungen. Es stellt sich die Frage nach den Variablen, die am wahrscheinlichsten für die Belastungsunterschiede verantwortlich zu machen sind.Um hier einer Klärung etwas näher zu kommen wurde eine explorative Datenanalyse durch multiple bivariate Korrelationsrechnungen vorgenommen. Mit der Anwendung des Spearman-Korrelationskoeffizienten erfolgte ein Prüfung möglicher Zusammenhänge zwischen soziodemographischen Variablen, Erkrankungsvariablen, Psychoedukationsvariablen und Compliancevariablen mit ausgewählten Belastungsparametern.

Auswahlkriterien wichtiger Belastungsvariablen:

Aus der Fülle von Einzelvariablen mussten aus methodischen Gründen einzelne
wichtige Variablen ausgewählt werden. Bestimmte Einschlusskriterien für die Einbeziehung in die Korrelationsrechnungen wurden als notwendig erachtet. Darüber hinaus sollten die Variablen eine hohe Ladung aufweisen, denn ein möglichst großes n verringert die Gefahr von Zufallskorrelationen.

Weiterhin erschien es wichtig, Belastungsskalen einzubeziehen, da bei ihnen eine Menge von Information gebündelt enthalten ist. Hierbei handelt es sich um

- Objective-burden-scale (Herz et al., 1991)
- Subjective-burden-scale (Herz et al., 1991)
- KEA, emotionale Belastung im Alltag (Bäuml J, 1989)
- KEA, Schuld-und-Scham-Skala. (Bäuml J, 1989)

Die Auswahl war u. a. auch empirisch geleitet, d. h. es sollten Items einbezogen werden, die der klinischen Erfahrung entsprechen. Um den Überblick nicht zu verlieren, sind Fragen nach allgemeiner Belastung erforderlich:

- Wie ist insgesamt die zusätzliche Belastung, die für Sie heute durch die Krankheit des Patienten entsteht? (Huber A, 1991))
- Glauben Sie, dass Ihr Familienleben nach Ausbruch der Erkrankung insgesamt schlechter ist? (FPQ, Morosini et al., 1991)
- Meinen Sie, dass Sie Entlastung bei der Betreuung des Kranken benötigen (FPQ, Morosini et al., 1991)

Die objektiven Belastungen wurden erhoben durch Fragen nach

- Zeitaufwand für regelmäßige Leistungen (Angermeyer et al., 1995)
- Finanzielle Belastung (Angermeyer et al., 1995)
- Kontaktverlust zu Freunden (Angermeyer et al., 1995)

Hinsichtlich der subjektiven Belastung wurden Fragen zu folgenden Themen gestellt:

- Enttäuschung (FPQ, Morosini et al., 1991)
- Emotionale Belastung durch feindseliges Patientenverhalten.
  Kränkung/Verletzung
  Ärger/Wut
  Beunruhigung/Angst
  Enttäuschung/Trauer
  Kein besonderes Gefühl (Bindl et al., 2003)

Um korrelative Zusammenhänge übersichtlich zeigen zu können, wird eine Matrix der beteiligten Variablen dargestellt. P-Werte von <.001, <.01, <.05 werden, wo vorhanden, angegeben. Zu Grunde gelegt wird das Gesamtkollektiv, n=104.

Statistische Signifikanz:

Da hier sehr viele Korrelationsrechnungen durchgeführt wurden, ist naturgemäß die Anzahl von zufälligen „Zusammenhängen" größer. Von einer Signifikanz kann deshalb hier nur bei einem $p < .001$ gesprochen werden. P-Werte von $< .01$ und $< .05$ werden dennoch angegeben, diese werden als Tendenzen gewertet. Eine Übersicht stellt Tabelle 14 auf Seite 61 dar.

Ergebnis:

Soziodemographische Variablen / Belastungen:

Sie zeigen vereinzelt tendenzielle Zusammenhänge, lassen aber in der Gesamtschau nicht den Schluss zu, in besonderem Maß für die Belastung verantwortlich zu sein. Eltern-Kind-Beziehungen gehen jedoch trendmäßig mit verstärkten Schuld- und Schamgefühlen einher.

Erkrankungsparameter / Belastungen:

Die Ergebnisse der Positive-behaviour-scale wiesen signifikante Beziehungen zu 5 Belastungsvariablen auf. Zusammenhänge im Sinne eines Trends auf dem 1 % und 5 %-Niveau bestehen bei weiteren 8 Belastungsvariablen. Durchgehend verhielt es sich so, dass, wenn die Angehörigen positiveres Patientenverhalten angeben konnten, die Belastungswerte deutlich abnahmen. Die Belastung scheint demnach vom Verhalten der Patient/-innen abzuhängen.
Eine ähnliche Tendenz ist bei der Ausprägungen von Hostilität und Aggressionen festzustellen. Die dadurch verursachte Belastung ist meist subjektiver Art.
Sehr häufig zeigt die Variable ‚Zeitdauer zum letzten stationären Aufenthalt' trendmäßige Zusammenhänge mit der Belastung: Je kürzer die Entlassung aus dem letzten stationären Aufenthalt zurückliegt, desto höher ist die Belastung.
Die Angehörigen lassen zudem ein signifikant erhöhtes Entlastungsbedürfnis erkennen, je kürzer die Zeitdauer zwischen Indexbefragung und letzter Entlassung ist (vgl. Abbildung 20).

Hier stellt sich die Frage, wie sehr dieses Entlastungsbedürfnis der Angehörigen direkt und unmittelbar mit der Erkrankung ihrer Familienangehörigen zu tun hat. Nach dem das Positive behaviour einen starken Zusammenhang mit der Belastung zeigt, wurden die Werte der Positive behaviour scale einer Zusammenhangsprüfung mit der Variable ‚Zeitdauer zum letzten stationären Aufenthalt' unterworfen. Es zeigte sich ebenfalls eine hochsignifikante Korrelation dergestalt, dass das positive Verhalten der Patient/-innen kurz nach der Entlassung am niedrigsten liegt und mit zunehmender Zeitdauer nach Entlassung ansteigt (vgl. Abbildung 21). Weitere krankheitsassoziierte Variablen wie Hostilität und Aggression zeigten eine gleichsinnige Tendenz ohne jedoch einen statistisch signifikanten Wert zu liefern.

Abbildung 20: **Bivariate Korrelation zwischen ' Zeitdauer zum letzten stationären Aufenthalt' und „Meinen Sie, dass Sie Entlastung bei der Betreuung des Kranken benötigen"** (Quelle: Morosini et al., 1991).
Spearman-Korrelationskoeffizient -.376, p < .001

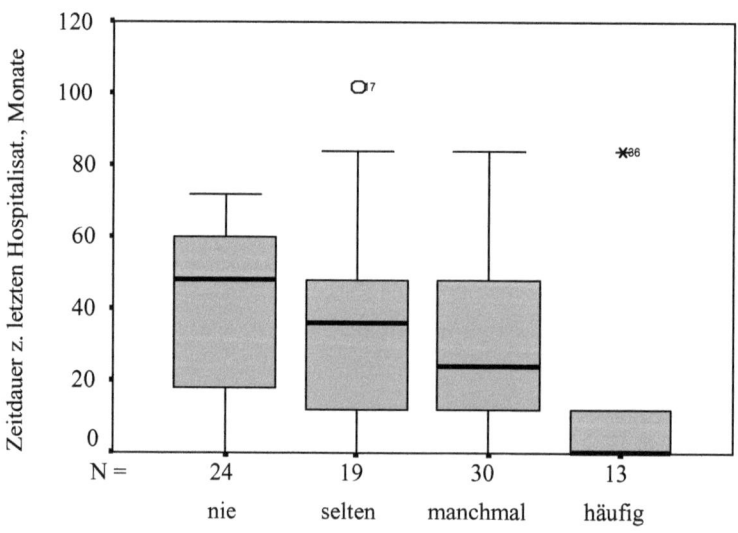

Zugrunde liegt das Gesamtkollektiv, n=104, Missings beider Variablen, n=18

Teilnahme an Angehörigengruppen / Belastungen:

Ein ähnlich starker Bezug zur Belastung der Angehörigen wie bei den Erkrankungsparametern ist nicht festzustellen. Es lässt sich allerdings folgender Trend erkennen: Die Qualität der tendenziellen Zusammenhänge mit einem p-Wert <.01 bzw. <.05 besteht aber bezüglich des Gesamtkollektivs, n=104, konstant darin, dass Angehörige die häufiger in Angehörigengruppen gehen, höhere Belastungswerten erkennen lassen. Dies gilt auch für den (subjektiv empfundenen) Nutzen der Angehörigengruppe: Mehr subjektiver Nutzen geht mit höheren Summenscores auf der objective-burden-scale einher.

Abbildung 21: **Bivariate Korrelation zwischen ‚positive behaviour scale'** (Quelle: Herz et al., 1988) und ‚**Zeitraum zum letzten stationären Aufenthalt'**.

Spearman-Korrelationskoeffizient .438, p < .001

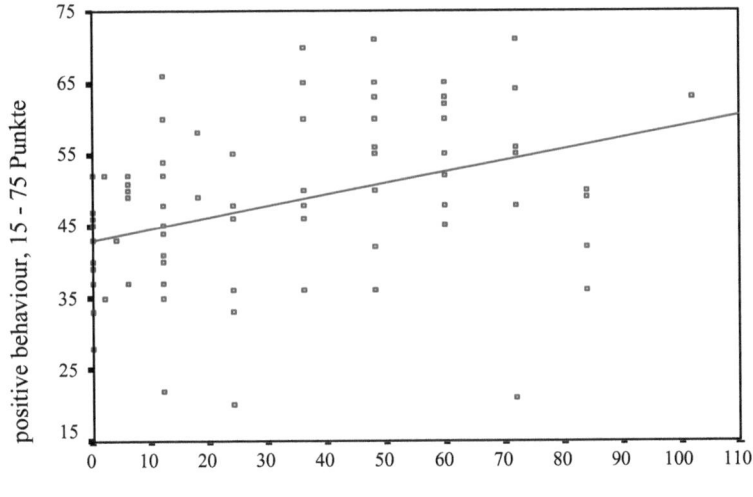

Letzter stationärer Aufenthalt, in Monaten (Spannweite 0 - 102)

Zugrunde liegt das Gesamtkollektiv, n=104. Missings beider Variablen n=24

Patient/-innencompliance / Belastungen:

Auch die explorative Datenanalyse konnte keinen überzeugenden Zusammenhang dieser Variable zur Angehörigenbelastung aufspüren; durch die hohe Rate von Patient/-innen mit einer guten Compliance ist hier von einem Deckeneffekt auszugehen.

Tabelle 14
Einflußgrößen auf die Belastung von Angehörigen schizophren Erkrankter
Bivariate Korrelationsrechnungen: Belastungs-, soziodemographische, Erkrankungs-, Psychoedukations- und Compliancevariablen

	Neutrales Gefühl bei hostilen Pat.	Trauer bei Hostilen Pat.	Angst bei Hostilen Pat.	Ärger bei hostilen	Kränkungs-Gefühl bei hostilen Pat.	Starke Enttäuschung	KEA, Schuld Schamgefüh	KEA, hoch belastende Alltagssit.	Subjective burden scale	Kontakt-Verlust zu Freunden	Hohe finanz. B	Hohe zeitliche B	Objective-burden scale	Erhöhtes Entlastungsbedürfnis	Verschlechterung des Familienlebens	Hohe Belastung allgemein
Hoher Frauenanteil b. Angeh.															**	
Höheres Alter b. Angehörigen																
Eltern-Kind-Beziehungen						**	*									
Höherer Männeranteil b. Pat.							*		*							
Höheres Alter b. Pat.						*	*	**	**							
Betreute Wohnformen															*	
Lange Zeitdauer der Erkrankung											*					
Hohe Anzahl der Hospitalisationen															**	
kurzer Abstand z. letzt. Hospital.														***		**
Starke Aggressionen allgemein			*	**	*	*		**	*				*	***		
Starke Aggressionen mit Worten			*	**	*			**	**							
Aggression - Sachbeschädigung			*		*	*	*		*							
Aggressionen - körperl. Angriffe						*	*	*	*				***			
Starke Hostilität		**	**	**		*	***	***	***	*				*		
Positive-behaviour-scale (geringes positives Verhalten hänge mit hohen Belastungen zusammen)	*		*	*		*		*	***					***	*	
Hohe Teilnahmehäufigkeit an Angehörigengruppen	**							*	**				*			
Hoher subjekt. Nutzen von A.													*			
Hohe Medikamentencompliancer																
Hohe Kooperation der Pat.																

Spearman-Korr.-Koeff.   * bedeutet p<.05,   ** bed. p<.01,   *** bed. p<.001. Nur p<.001 wird als signifikant gewertet.   N=104

6. Diskussion

6.1. Beschreibung der untersuchten Angehörigenpopulationen und Selektionseffekte

6.1.1. Soziodemographische Variablen:

Von allen soziodemographischen Daten sticht die Geschlechtsverteilung sowohl auf Angehörigen- als auch auf Patient/-innenseite ganz besonders heraus. Das gesamte in die Umfrage eingegangene Angehörigen-Kollektiv ('Gesamtkollektiv', n=104) bestand zu 67 % aus Frauen. Sie gaben überwiegend an, dass die Patient/-innen männlich (56 %) sind. In den PIP-Kollektiven sind auf der Angehörigenseite die Frauen dagegen nur zu 55 % - 59 % repräsentiert, dafür aber sind sie auf Patient/-innenseite ebenfalls in der Mehrheit mit 61 % bzw. 62 % Patientinnen und 38 % bzw. 39 % Patienten.

Das Kaufbeurer Kollektiv, n=50, unterscheidet sich deutlich von den PIP-Kollektiven: die Frauenmehrheit der Angehörigen ist mit 77 % unter den Kaufbeurer Angehörigen noch stärker als im Gesamtkollektiv und das Geschlechterverhältnis unter den Patient/-innen ist diametral zu dem der Angehörigen entgegengesetzt: es finden sich deutlich mehr Männer als Frauen unter den Patient/-innen: 74 % : 26 %. Diese Unterschiede zwischen dem Kaufbeuren-Kollektiv und den Kollektiven, die aus der Münchner PIP-Studie rekrutiert wurden ('PIP-Interventions-kollektiv', 'PIP-Kontrollkollektiv') sind mit einem $p < .05$ bei den Angehörigen und einem $p < .001$ bei den Patient/-innen statistisch signifikant.

Mueser K T und Provencher H L (1997), Angermeyer et al. (1997), Katschnig et al. (1997), Huber A (1991), Maurin J T und Boyd C (1990) berichten von einem erhöhten Frauenanteil um 75 % in Angehörigen-Organisationen in den USA, Schweiz, Österreich und der Bundesrepublik Deutschland. Auf Patient/-innenseite sind in obigen Organisationen umgekehrt die Männer mit ca. 70 % repräsentiert.
Eine Parallele zu diesem Phänomen stellt die Dissertation von Huber A (1991), eine Umfrage unter 345 Angehörigen dreier verschiedener Populationen zur Frage nach Erfahrungen der Angehörigen mit professionellen Helfern dar. Sein Gesamtkollektiv setzt sich aus zwei Subkollektiven nichtorganisierter Angehöriger, und einem Subkollektiv organisierter Angehöriger, zusammen. Bei den nichtorganisierten Angehörigen handelt es sich in Hubers Studie um 2 repräsentative Angehörigen-Stichproben (n=49, n=46) von Patient/-innen des laufenden Patientengutes zweier psychiatrischer Kantonsspitale, Versorgungskliniken. Die

Angehörigen wurden ohne Einschalten der Patient/-innen direkt kontaktiert, die Adressen stammten aus den Krankengeschichten. Die Angehörigen der Schweizer Selbsthilfeorganisation (Vereinigung der Angehörigen von Schizophreniekranken, VASK, deutschsprachige Schweiz) wurden in Zusammenarbeit mit den Vorständen über die Mitgliederregister angeschrieben und es ergab sich ein Kollektiv aus organisierten Angehörigen von n= 250. Die Arbeit berührt den soziodemographischen Unterschied zwischen ‚organisierten' und ‚nichtorganisierten' Angehörigen innerhalb einer Studie. Ergebnis ist, dass die frauenbetonte Asymmetrie der Geschlechtsverteilungen auf der Angehörigenseite innerhalb des Subkollektivs der Angehörigen-Organisation sehr stark, bei nichtorganisierten jedoch ist sogar ein leichter Männerüberhang besteht. Die von den Angehörigen beschriebenen Erkrankten hingegen sind bei organisierten Angehörigen zu knapp 70 % männlich. Innerhalb der beiden Subkollektive aus nichtorganisierten Angehörigen herrscht nahezu ein 1 : 1 – Verhältnis zwischen den Geschlechtern.

Das heißt, dass in der vorliegenden Arbeit das Kaufbeuren-Kollektiv mit seiner Geschlechtsverteilung den in der Literatur genannten Selbsthilfe-Organisationen von Angehörigen psychisch Kranker entspricht. Die Einladungen zu der Veranstaltung, auf der den Kaufbeurer Angehörigen die Fragebögen ausgeteilt wurden, richteten sich unter anderem auch an Angehörigenvereinigungen.Das heißt, dass die Geschlechterverteilung der Angehörigen des PIP-Gesamtkollektives nicht den Angehörigen-Organisationen entspricht.

Wie im Kapitel Methodik schon angedeutet wurde bestanden bei der Durchführung der PIP-Studie bestimmte Charakteristika bezüglich der Verteilung des Patient/-innengeschlechtes auf die gesamte Population schizophren Erkrankter innerhalb des Indexzeitraums vom Oktober 1989 bis April 1991. Aus drei psychiatrischen Kliniken wurden Patient/-innen rekrutiert: aus dem Bezirkskrankenhaus Haar, der Nervenklinik München Innenstadt der Ludwigs-Maximilians-Universität (LMU) und der Psychiatrischen Klinik der Technischen Universität München (TUM). Das Screening, bezogen nur auf die Diagnose Schizophrenie, zeigt eine Geschlechtsverteilung, wie sie die Tabelle 15 widergibt.
Bereits im Screening zeigt sich eine Asymmetrie der Geschlechtsverteilung zugunsten der Patientinnen bei den Universitätskliniken und zugunsten der männlichen Patienten beim Bezirkskrankenhaus. Eine erste Erklärungsmöglichkeit liegt darin, dass in den Universitätskliniken mehr Patient/-innen mit Erstmanifestationen behandelt werden. Bei Erstmanifestationen sind Männer wie Frauen etwa gleich häufig betroffen. Das Bezirks-

Tabelle 15: **Screening** aller Erkrankter mit der Diagnose Schizophrenie nach DSM III-R der an der Münchener PIP-Studie beteiligten psychiatrischen Kliniken von Oktober 1989 bis April 1991 (Pitschel-Walz G, 2003)

Geschlecht	BKH Haar	LMU	TUM	Gesamt
männlich	54 % (n = 831)	43 % (n = 194)	36 % (n = 103)	49 % (n = 1128)
weiblich	46 % (n = 707)	57 % (n = 263)	64 % (n = 180)	51 % (n = 1150)
gesamt	100 % (n = 1538)	100 % (n = 457)	100 % (n = 283)	100 % (n = 2278

krankenhaus Haar behandelt überwiegend Kranke mit chronischen Verläufen. Behandlungsbedürftige chronische Verläufe weisen mehr erkrankte Männer auf (Häfner et al., 1998). Eine zweite Erklärungsmöglichkeit bezieht sich darauf, dass Frauen grundsätzlich eine größere Bereitschaft haben, sich bei Problemen in ärztliche Behandlung zu begeben. Bei ihnen ist von mehr Einsicht und Eigeninitiative im Vorfeld der stationären Aufnahme auszugehen als bei Männern. Das Bezirkskrankenhaus Haar unterliegt einer öffentlichen Stigmatisierung im Münchener Großraum (und darüber hinaus) wesentlich mehr als die beiden Münchener Universitätskliniken. Wenn ein Mensch in München *freiwillig* zu einer stationären Aufnahme in eine psychiatrische Klinik kommt, wird er sich aller Wahrscheinlichkeit nach für die Universitätskliniken vor dem Bezirkskrankenhaus entscheiden. Freiwilligkeit ist nach der klinischen Erfahrung vermehrt bei Frauen gegeben. Der Unterschied in der Geschlechtsverteilung zwischen LMU und TUM liegt möglicherweise ebenfalls in einer unterschiedlichen Stigmatisierung der Häuser. Die Nervenklinik München Innenstadt der Ludwig-Maximilians-Universität hat große und lange Tradition („die Nußbaumstrasse") und als psychiatrische Klinik in München einen deutlich größeren Bekanntheitsgrad als die Psychiatrische Klinik der Technischen Universität München, die erst Ende der 70er Jahre gegründet wurde (im Klinikum rechts der Isar). Mit dem Bekanntheitsgrad zwangsläufig verbunden ist eine gewisse Stigmatisierung die für die Psychiatrie ganz allgemein noch immer von Bedeutung ist. Eine stationäre Aufnahme im Klinikum rechts der Isar, wird kaum mit einer psychiatrischen Abteilung in Verbindung gebracht, deshalb kann hier leichter eine psychiatrische Erkrankung verschwiegen werden. Das spielt in diesem Zusammenhang eher eine Rolle, wenn die Erkrankten zu einer freiwilligen stationären Behandlung im Stande sind, was wie oben erwähnt eher bei Frauen der Fall sein wird. Von den 2278 gescreenten Patient/-innen konnten 194 in die PIP-Studie aufgenommen werden. Die Geschlechtsverteilung der genannten Kliniken zeigt Tabelle 16.

Tabelle 16: **Anzahl der teilnehmenden Patient/-innen an der PIP-Studie nach Erfüllung aller Aufnahmekriterien und ihre Geschlechtsverteilung auf die an der PIP-Studie beteiligten psychiatrischen Kliniken** (Pitschel-Walz G, 2003).

Geschlecht	BKH Haar	LMU	TUM	Gesamt
männlich	53 % (n = 29)	49 % (n = 28)	39 % (n = 32)	46 % (n = 89)
weiblich	47 % (n = 26)	51 % (n = 29)	61 % (n = 50)	54 % (n = 105)
gesamt	100 % (n = 55)	100 % (n = 57)	100 % (n = 82)	100 % (n = 194)

Von den gescreenten Patient/-innen konnte in der TUM ein größerer Anteil für die PIP-Studie rekrutiert werden als in den beiden anderen Kliniken. Woran dies liegt, kann nicht mit letzter Sicherheit gesagt werden. Die Initiative für das Psychose-Informations-Projekt ging von der TUM aus, möglicherweise wurden hier größere Kapazitäten bereitgestellt. Die im Screening schon bestehende Asymmetrie der Geschlechtsverteilung bildet sich bei der TUM in der Rekrutierung erneut ab.

All dies bedeutet, dass der Frauenüberhang der hier vorliegenden Studie eine Selektion des Ausgangskollektivs der Teilstichprobe TUM der PIP-Studie hinsichtlich der Verteilung des Patient/-innengeschlecht darstellt.

In keiner Studie der einschlägigen Literatur ist ein derartiges Geschlechtsverhältnis in einem Patient/-innenkollektiv festzustellen. Inwieweit dieses Phänomen für die weiteren Ergebnisse verantwortlich zu machen ist, wird später versucht zu klären.

Ein weiterer Unterschied zwischen PIP-Interventions-Kollektiv und Kaufbeuren-Kollektiv ist der größere Anteil an Eltern-Kind-Beziehungen im Kaufbeuren-Kollektiv, 78 %, als im PIP-Interventionskollektiv, 48 %, und relativ mehr Partnerschaftsbeziehungen im PIP-Interventionskollektiv, 31 %, im Vergleich zum Kaufbeuren-Kollektiv mit nur 14 %.

Bezüglich der Beziehungsart zu den Patient/-innen bestehen Ähnlichkeiten des Kaufbeuren-Kollektivs mit den Ergebnissen von Huber: 18,4 % und 34,8 % Partnerschaftsbeziehungen bei den beiden Nichtorganisierten-Kollektiven vs. 14,3 % bei VASK-Angehörigen. Eltern-Kind-Beziehungen werden von 50 % der Angehörigen aus den Kollektiven der Nichtorganisierten genannt vs. rund 75 % des VASK-Kollektivs (Huber A, 1991, S. 25). Es ergibt sich also bei organisierten Angehörigen ein hoher Anteil an Müttern von kranken Söhnen. Siehe auch hierzu die eingangs erwähnten Studien von Maurin J T, Boyd C, 1990, Provencher H L, Mueser K T, 1997, Angermeyer et al., 1997, Sibitz et al., 2002). Der relativ hohe Anteil an Partnerschafts-beziehungen innerhalb der PIP-Kollektive dürfte an dem im Vergleich zu organisierten Angehörigen hohen Frauenanteil auf der Patient/-innenseite liegen. Erkrankte Frauen leben häufiger in Partnerschaft als Männer (z. B. Slater et al., 1971).

Das Alter der Kaufbeuren-Angehörigen und der Angehörigen der PIP-Kollektive betrug im Durchschnitt und im Median etwa 58 Jahre, bei Patient/-innen etwa 37 Jahre. Hier zeigten sich keine nennenswerten Unterschiede unter den Subkollektiven.
Bezüglich Altersverteilung und Altershöhe bestehen Ähnlichkeiten zu Hubers Arbeit (Huber A, 1991, Seite 24, 26). Die Altershöhe entspricht den Daten von Angermeyer M C (1995) und Sibitz et al. (2002), s. Kapitel 2, Literaturübersicht.

6.1.2. Krankheitsassoziierte Variablen:

Innerhalb der PIP-Kollektive leiden alle erkrankten Familienangehörigen an einer Psychose aus dem schizophrenen Formenkreis. Die Befragten des Kaufbeuren-Kollektives geben nur zu 58 % an, dass es sich bei den Patient/-innen um schizophren Erkrankte handelt. Wie auf Kapitel 5.1.1. ausgeführt, ist jedoch aus methodischen Gründen anzunehmen, dass dieser Anteil in Wirklichkeit höher sein dürfte und somit auch im Kaufbeuren-Kollektiv ganz überwiegend Angehörige schizophren Erkrankter vertreten sind.
Hinsichtlich der Erkrankungsausprägungen kann überwiegend von chronischen Krankheitsverläufen gesprochen werden, betrachtet man allein die Dauer der Erkrankung, im Durchschnitt etwa 12 Jahre, und die Anzahl der Hospitalisationen, etwa fünf Male.
Chronische Krankheitsverläufe sind bei fast allen veröffentlichten Studien Gegenstand der Untersuchung (siehe auch Huber A, 1991, Angermeyer M C, 1995 und Sibitz I et al., 2002, Tabelle 2). Insbesondere Katschnig et al. (1997) stellen bei den Ergebnissen ihrer Umfrage heraus, dass es sich typischerweise bei organisierten Angehörigen um Mütter von Patienten handelt, die ca. 15 Jahre lang erkrankt sind. Ähnlich hierzu u. a. Maurin J T und Boyd C, 1990, Provencher H L und Mueser K T, 1997. Längere Erkrankungsdauer und schwerere Verläufe werden als typisch für Patient/-innen gewertet, deren Angehörige in Organisationen vertreten sind (Sibitz et al., 2002 unter Rückbezug auf Schene et al., 1994). Da männliche Erkrankte eher zu schweren Verläufen neigen und deren Hauptbezugs-Angehörige die Mütter sind, würden sich deshalb die Mütter schwerkranker Patienten im Gegensatz zu Patientinnen eher in Organisationen sammeln (Sibitz et al., 2002, Seite 152). In der Dissertation von

Huber A (1991) finden sich leider keine Angaben zu Erkrankungsdauer und Hospitalisationsanzahl.

Das PIP-Gesamtkollektiv besteht ebenfalls aus Angehörigen chronisch Kranker ohne große Unterschiede zwischen Interventions- und Kontrollkollektiv.

Die Zusammensetzung in soziodemographischer Hinsicht und bezüglich der bisher erwähnten krankheitsassoziierten Daten, lassen einen Vergleich mit Untersuchungen aus der Literatur gerechtfertigt erscheinen, wie dies nun im weiteren Verlauf vorgenommen wird. Insbesondere das Gesamtkollektiv der Untersuchung von Huber A (1991), das ein Mischkollektiv von organisierten und nichtorganisierten Angehörigen darstellt, bietet sich dem hier untersuchten Gesamtkollektiv zum Vergleich an. Ansonsten liegt eine Gegenüberstellung des Kaufbeuren-Kollektivs mit den Daten aus der Literatur nahe.

Hinsichtlich der weiteren krankheitsassoziierten Variablen wie Aggressionen, Hostilität, Ausmaß des positiven Verhaltens („positive behaviour', Herz et al., 1991) und zeitlichem Abstand zum letzten stationären Aufenthalt unterscheiden sich Kaufbeuren-Kollektiv und PIP-Gesamt-Kollektiv, auch PIP-Interventionskollektiv und PIP-Kontrollkollektiv, z.T. erheblich.

Insgesamt hat die Hälfte aller hier befragten Angehörigen (n=104) angegeben, dass die Patient/-innen im akuten Erkrankungszustand zu Aggressionen, mindestens in Form verbal Äußerungen, neigen, rund ein Viertel spricht von Gewalttätigkeiten. Die Fragen zu diesen Formen der Aggression wurde von Angermeyer et al. (1995) übernommen. Das hier erzielte Ergebnis des Gesamtkollektivs, n=104, ist sogar noch etwas niedriger als in der Umfrage von Angermeyer et al. (1995), siehe Literaturübersicht. Ein interner Vergleich zeigt nun, dass aggressive Tendenzen beim Kaufbeuren- Kollektiv z. T. um ein Mehrfaches häufiger ausgeprägt sind als beim PIP-Interventionskollektiv. 70 % des Kaufbeuren-Kollektivs gaben aggressives Verhalten in Form von Worten an, wenn die Patient/-innen akut krank sind. 32 % sprachen von körperlichen Angriffen. Hingegen waren dies innerhalb des PIP-Interventionskollektivs nur 36 %, mit verbal aggressivem Verhalten und 6 %, die tätlich wurden. Damit ist die Aggression beim Kaufbeuren-Kollektiv stärker als bei Angermeyer ausgeprägt. Innerhalb der PIP-Kollektive, vor allem des PIP-Interventionskollektiv ist sie deutlich geringer als bei Angermeyer et al..

In oben erwähnter Untersuchung von Huber A (1991) bezeichneten 34 % seines gesamten befragten Kollektives, n=345, ‚aggressive Ausbrüche' als ‚sehr störend' (Huber A, 1991, Seite 51). Im Gesamtkollektiv, n=104, der hier vorliegenden Untersuchung waren es rund 29 %. Huber gab keine nach den Subkollektiven aufgeschlüsselten Ergebnisse an. In hier vorliegender Arbeit bestand ein hochsignifikanter Unterschied zwischen Kaufbeuren-Kollektiv und PIP-Gesamtkollektiv, $p < .001$, dergestalt, dass der Anteil von ‚aggressiven Ausbrüchen' im Kaufbeuren-Kollektiv mit 46 % mehr als dreimal so hoch wie im PIP-Gesamtkollektiv (13, 7 %) und ca. sieben Mal so hoch als im PIP-Interventionskollektiv (6,5 %) und auch deutlich höher als in oben erwähnter Studie von Huber war.

In der Untersuchung von Sibitz, die organisierte Angehörige befragte, litten 13 % - 18 % unter der Gewalttätigkeit der Patient/-innen, rund 30 % setzten ‚Zornausbrüche' der Patient/-innen zu (Sibitz I et al., 2002, Seite 150).

Die Skala für positives Patient/-innenverhalten, ‚positive behaviour' (Herz et al., 1988), erzielte, bezogen auf das Gesamtkollektiv, n=104, Mittel- und Medianwerte etwas über dem arithmetischen Mittel der Punktespannweite; die Angehörigen gaben im Durchschnitt somit „rein rechnerisch" ein „mittelgutes" Verhalten der Patient/-innen an. Die Abbildung 3 zeigt hier, dass das Kaufbeuren-Kollektiv gegenüber dem PIP-Interventionskollektiv von signifikant ($p < .001$) weniger positivem Patientenverhalten berichten kann.

Das Ausbleiben von positivem Verhalten ist als belastungsrelevantes Epiphänomen der Psychopathologie zu sehen.

Ebenfalls statistisch signifikant ($p < .05$) ist der Befund, dass die Zeitdauer zwischen Befragung und dem letzten stationären Aufenthalt der / des Patientin/-innen beim Kaufbeuren-Kollektiv kürzer ist (Durchschnitt bei 27 Monaten, Median 12 Monate) als bei den PIP-Kollektiven (Durchschnitt 32 – 38 Monate und Median 24 – 48 Monate).

Unterschiede zwischen PIP-Interventions- und PIP-Kontrollkollektiv:
Die beiden PIP-Kollektive sind miteinander vergleichbar was soziodemographische Daten und Eckdaten der Erkrankung anbelangt. Zu mehr Aggressionen, insbesondere in Form von Sachbeschädigung und körperlichen Angriffen als das PIP-Interventionskollektiv neigt aber das PIP-Kontrollkollektiv (Signifikanzniveau von $p < .05$). Ein weiterer Unterschied zwischen Interventionskollektiv und Kontrollkollektiv besteht in misstrauischem Verhalten der Patient/-innen, das Angehörige des PIP-Kontrollkollektivs ebenfalls signifikant häufiger als

Angehörige des PIP-Interventionskollektiv angaben (p < .05). Tendenziell war die Zeitdauer zum letzten stationären Aufenthalt innerhalb des PIP-Kontrollkollektivs kürzer.

Zusammenfassend kann gesagt werden, dass eine Selektion von Angehörigen kränkerer Patient/-innen (Kaufbeuren-Kollektiv) mit einer Selektion weniger kranker Patient/-innen (PIP-Gesamtkollektiv, PIP-Interventionskollektiv) zum Zeitpunkt der Untersuchung verglichen wurde. Das kränkere (Kaufbeuren-) Kollektiv entspricht mehr der vorliegenden Literatur als die PIP-Kollektive. Die PIP-Kollektive, vor allem das PIP-Interventionskollektiv weist gesündere und sozial besser angepasste Patient/-innen auf als in der herangezogenen Literatur beschriebene.

6.1.3. Belastungen.

Nahezu bei allen Belastungsparametern gaben etwa die Hälfte bis drei Viertel aller Befragten eine mäßige bis große Belastung an. 74 % des Gesamtkollektivs meinten, dass sich das Familienleben seit Ausbruch der Krankheit zunindest in mancher Hinsicht verschlechtert habe. 26 % geben eine Verschlechterung in vielerlei Hinsicht an oder sagen ‚Ja, absolut'.
Große Bedeutung haben bei allen befragten Angehörigen subjektive Belastungen. Hier sind auch die Verhaltensweisen der Patient/-innen eingerechnet, die der Plus-Symptomatik und der Minus-Symptomatik zuzurechnen sind und die für die Angehörigen sehr störend sind. Meist zwischen 20 % und rund 40 % fühlten sich sehr beeinträchtigt und entprechen weitgehend den Zahlen der vergleichbaren Literatur (Huber A, 1991, Seite 51). Beim Kaufbeuren-Kollektiv besteht die Tendenz der Mehr- und bei den PIP-Kollektiven der geringeren Belastung als in der Literatur.
Des Weiteren geben knapp die Hälfte mittelgroße bzw. sehr große Schuld- und Schamgefühle an, ebenso hoch ist die emotionale Beeinträchtigung durch schwierige Alltagssituationen mit den Patient/-innen. Insbesondere geht es um das Ertragen hostilen Patient/-innenverhaltens – von 43 % der Angehörigen angegeben - , das oft Kränkungsgefühle, das Gefühl der Verletztheit, Trauer und Wut auslöst.

Persönliche Disposition zur Angst, STAI X2 (Spielberger et al, 1970, 1981):
Die Angehörigen dieser Studie haben eine größere persönliche Disposition zur Angst als der Bevölkerungsdurchschnitt. Der Spielberger-Arbeit über das ‚State-Trait-Angst-Inventar' ist eine repräsentative Umfrage von 1977 unter der deutschen Allgemeinbevölkerung zu

entnehmen, bei der Männer und Frauen in verschiedenen Altersklassen getestet wurden, siehe Tabelle 17.

Die Angst-Werte der Angehörigen schizophren Erkrankter der hier vorliegenden Umfrage sind gegenüber der vergleichbaren Allgemein-Bevölkerung massiv erhöht! Des Weiteren ließ sich eine Erhöhung von Angst-Werten der Frauen gegenüber den Männern, wie in der Umfrage von Spielberger, auch in der hier vorliegenden Studie feststellen:

Gesamtkollektiv, n=104: Frauen 46 (Mittelwert),

Gesamtkollektiv, n=104: Männer 39 (Mittelwert) p < .01,

Durchschnittsalter des Gesamtkollektivs, n=104: 56,3 Jahre.

Tabelle 17: **Trait-Angst-Ausprägung in der Allgemeinbevölkerung** (Spielberger et al., 1970, 1981, S. 24)

Frauen, 30 – 59 Jahre	36,85	Frauen, ab 60 Jahre	40,12
n = 748	Mittelwert	n = 188	Mittelwert
Männer, 30 –59 Jahre	34,59	Männer, ab 60 Jahre	33,48
n = 740	Mittelwert	n = 123	Mittelwert

Der Mittelwert des Angst-Scores für das Kaufbeuren-Kollektiv liegt bei 46,8, für das PIP-Interventionskollektiv bei 39,1 und für das PIP-Kontrollkollektiv bei 42,8. Statistisch signifikant unterscheiden sich Kaufbeuren-Kollektiv und PIP-Interventionskollektiv, $p < 0.01$. Der signifikant höhere Frauenanteil des Kaufbeurenkollektivs, 74 % vs. 55% des PIP-Interventionskollektivs, könnte vor dem Hintergrund der unterschiedlichen STAI-Werte *indirekt* einen Hinweis auf einen stärkeren Einfluss des Geschlechts auf Angehörigenseite hinsichtlich des Belastungserlebens darstellen.

Die Definition der Trait-Angst durch die Autoren lässt offen, ob diese Disposition zu erhöhtem Belastungserleben angeboren ist oder durch jahrelange chronische Belastung erst entstanden ist. Beides könnte der Fall sein.

Bei objektiven Belastungen stehen Unterstützungsleistungen der Angehörigen für die Alltagsbewältigung der Erkrankten im Zentrum. Auffälligerweise ist das gesamte hier befragte Kollektiv um bis zu 20 % mehr beansprucht als dies Huber in seiner Dissertation bei seinem Gesamtkollektiv feststellt. Beim Kaufbeuren-Kollektiv ist die Diskrepanz noch erheblich größer. Der Zeitaufwand für die Unterstützungsleistungen liegt beim Kaufbeuren-Kollektiv für 46 % über 10 h pro Woche. Bei Angermeyer et al. (Die Frage nach der zeitlichen Belastung musste von Angermeyer et al. übernommen werden, da diese Dimension in der Arbeit von Huber nicht berücksichtigt wurde.) waren dies rund 35 %. In den PIP-Kollektiven ist dies bei 27 % - 30 % der Fall. Finanzieller Aufwand: 40% geben mehr als ein Zehntel ihres Monatseinkommens aus (bei Angermeyer et al., sind es rund 60 % !), 24 % mehr als 250 €. Hierin unterscheiden sich die Subkollektive kaum. Soziale Isolation betrifft das Kaufbeuren-Kollektiv ebenfalls stärker mit Kontaktverlust zu Familienmitgliedern 31 % und zu Freunden 50 % als dies bei Angermeyer et al. (1995) der Fall war (26 % vs 35 %). Die Werte der PIP-Kollektive lagen z. T. hochsignifikant darunter. Die gesundheitlichen Beschwerden haben hier eine um 15 – 20 % geringere Belastungsausprägung als in der zitierten Literatur. Mit zitierter Literatur sind in erster Linie die Umfragen von Huber und Angermeyer gemeint, aus deren Instrumentarien hier einzelne Originalfragen Eingang fanden. Das Kaufbeuren-Kollektiv ist wiederum belasteter als das von Angermeyer et al. befragte Kollektiv, die PIP-Kollektive geringer. Des weiteren wurden die Daten von Mac Carthy B et al., 1987, und Sibitz et al., 2002, zur orientierenden Gegenüberstellung herangezogen. Es fanden sich bei Letzteren keine großen Abweichungen.

Die Zahlen des hier vorliegenden Gesamtkollektivs, das ähnlich wie bei Huber A (1991) ein Mischkollektiv aus organisierten und nichtorganisierten Angehörigen ist, sind Durchschnittswerte und sozusagen Mischwerte aus einem stärker als in der Literatur belasteten Kaufbeuren-Kollektiv und einem deutlich geringer als in der Literatur belasteten PIP-Interventionskollektiv und auch PIP-Kontrollkollektiv. Lediglich bei den Items alltägliche Hilfeleistungen ist das hier befragte Gesamtkollektiv bis zu 20 % stärker beansprucht als in der Literatur und hinsichtlich finanzieller Belastung scheint es ca. 20 % geringer als in der Literatur belastet zu sein.

Es gab in der vorliegenden Untersuchung keine einzige Belastungsvariable, die in den PIP-Kollektiven eine signifikant größere Ausprägung hatte als im Kaufbeuren-Kollektiv.

Im Vergleich zwischen PIP-Kontrollkollektiv und PIP-Interventionskollektiv wird global eine Tendenz zur Mehrbelastung des PIP-Kontrollkollektivs fast ohne statistische Signifikanz bemerkbar.

6.1.4. Teilnahme an Angehörigengruppen.

Auf die Unterschiede und Besonderheiten bezüglich Psychoedukation zwischen PIP-Interventionskollektiv und PIP-Kontrollkollektiv wurde schon eingegangen.

Charakteristisch ist die hohe Teilnahmefrequenz der Kaufbeurer Angehörigen, 60 % mehr als 10 Male, gegenüber 31 % des PIP-Interventionskollektivs und 14 % des PIP-Kontrollkollektivs.

Angermeyer et al. (1995) berichten in ihrer Umfrage, dass 61,9 % von 576 Befragten in den drei Monaten vor Befragung mindestens einmal in einer Angehörigengruppe waren. In bereits schon erwähnter Untersuchung von Provencher H und Mueser K T (1997) von Angehörigen, n=70, der amerikanischen Angehörigen-Organisation (NAMI) waren 65 % Mitglied einer Selbsthilfegruppe (Provencher H, Mueser K T, 1997, S. 74). Hinweise für einen ähnlich intensiven Austausch zwischen organisierten Angehörigen in Gruppen finden sich bei Katschnig H (1997), siehe Literaturübersicht. Somit kann angenommen werden, dass ein weiteres charakteristisches Merkmal organisierter Angehöriger das Aufsuchen von Angehörigengruppen ist und die Kaufbeuren-Angehörigen hier zuzuordnen sind. Die Einladungen zu der Angehörigen-Tagung richtete sich u. a. auch an organisierte Angehörige.

In Abbildung 19 wird ersichtlich, dass die Angehörigen des Kaufbeuren-Kollektivs mit 66 % signifikant mehr Entlastungsbedürfnis angeben als die PIP-Kollektive – Interventionskollektiv: 46 %, PIP-Kontrollkollektiv: 27 % und auch etwas mehr Nutzen aus dem Besuch der Angehörigengruppeziehen zu können. Dennoch werden Entlastungsmöglichkeiten beim Kaufbeuren-Kollektiv als weniger ausreichend bezeichnet (50 %) als in den PIP-Kollektiven, bei denen das Interventionskollektiv mit 77 % die meisten Angehörigen aufweist, die ausreichende Entlastungsmöglichkeiten besitzen.

Für das Kaufbeuren-Kollektiv und wahrscheinlich auch generell für die organisierten Angehörigen stellt die Angehörigengruppe eine langfristige Begleitung dar, die eine Lücke innerhalb der üblichen Entlastungsmöglichkeiten schließt.

Die Angehörigengruppe als „Dauereinrichtung" scheint überwiegend eine Anlaufstelle für Entlastungsbedürftige zu sein („sekundär-supportiver Effekt"). Umgekehrt werden weniger

Entlastungsbedürftige nicht so leicht eine Angehörigengruppe aufsuchen. Hier zeigen sich Tendenzen, dass sich Ergebnisse der hier vorliegenden Untersuchung und Literaturangaben ähneln, indem in Angehörigenorganisationen schwerer belastete Angehörige häufiger in Angehörigengruppen gehen. Darauf wird in Abschnitt 6.2 noch einmal eingegangen.

6.1.5. Compliance.

Drei Viertel der Angehörigen des untersuchten Gesamtkollektives geben an, dass die Patient/-innen regelmäßig die Medikamente einnahmen. Die höchste Rate in der hier vorliegenden Studie, nämlich 80%, weist das Kaufbeuren-Kollektiv auf. Aber auch die Compliancerate der PIP-Angehörigen, sowohl PIP-Interventionskollektiv als auch PIP-Kontrollkollektiv liegt ebenfalls mit 2/3 deutlich über dem Durchschnitt. Dies widerspricht einer Übersichtsarbeit von Mayer und Soyka, die eine Noncompliancerate von 45 – 60 % angeben (Mayer C, Soyka M , 1992, S. 218). Die Complianceeinschätzung einer Studie von Provencher und Mueser unter 70 Angehörigen der amerikanischen Angehörigenvereinigung NAMI berichtet von einer wesentlich höheren Compliancerate von 75,7 %, also einer ähnlich guten Compliancerate, wie in vorliegender Arbeit berichtet wird (Provencher H L, Mueser K,1997, S. 74). Der Unterschied zu den Angaben von Mayer und Soyka könnte damit zu tun haben, dass die Chronizität der Erkrankungen der Patient/-innen, deren Angehörige Mitglieder in Selbsthilfeorganisationen sind, möglicherweise durch Therapieresistenz bedingt ist.

Des weiteren handelt es sich bei den Angaben über die Compliance der Patient/-innen um *Einschätzungen* der Angehörigen. 22 % (Kaufbeuren-Angehörige) bis 53 % (PIP-Kontrollkollektiv) der Angehörigen wohnen mit den Patient/-innen zusammen, all die anderen leben in getrennten Haushalten. Mehr als 80 % aller Befragten berichten von misstrauischem Verhalten der Patient/-innen den Angehörigen gegenüber. Es entsteht der Eindruck, dass in der Mehrheit der Fälle die Informationsquelle bezüglich der Medikamenteneinnahme alleinig die Aussage der Patient/-innen gegenüber den Angehörigen darstellt. Krankheitsbedingt ist diese Aussage wahrscheinlich nicht immer valide und mit vielen Unwägbarkeiten verbunden.

6.2. Mögliche statistische Zusammenhänge, Beantwortung der Fragestellungen.

Besteht ein Zusammenhang zwischen soziodemographischen Daten und der Belastung?

Die Prüfung des Einflusses der Geschlechtsverteilung ist angesichts des ungleichen Geschlechterverhältnisses beeinträchtigt. Dennoch wurde der Versuch unternommen, mittels Dichotomisierung nach Geschlechtsverteilung unter den Angehörigen und Patient/-innen und anschließendem Belastungsvergleich von Männer- und Frauenkollektiven auf entsprechende Strömungen und Tendenzen aufmerksam zu werden. Des Weiteren wurden bivariate Korrelationsrechnungen zwischen soziodemographischen Variablen und Belastungsvariablen durchgeführt. Das Kaufbeuren-Kollektiv mit dem höchsten Frauenanteil war das am meisten belastete. Eine Dichotomisierung nach Geschlecht konnte jedoch keinen zuverlässigen Trend einer Belastungshäufung bei Frauen feststellen. Bestimmte Belastungsparameter zeigten Trends: Die Frauen waren gesundheitlich stärker belastet. Unter Enttäuschung litten mehr Männer. Das Erleben von Belastung allgemein sowie das Entlastungsbedürfnis waren vergleichbar ausgeprägt. Die weiteren Belastungsparameter erbrachten uneinheitliche Ergebnisse. Getrennt nach Kaufbeuren-Kollektiv und PIP-Gesamtkollektiv ausgewertet, schienen Männer des Kaufbeuren-Kollektivs sogar etwas mehr und Männer des PIP-Kollektivs etwas weniger belastet zu sein ohne dass eine statistische Signifikanz nachgewiesen werden konnte.

Die explorative Datenanalyse konnte kein statistisch signifikantes Ergebnis liefern. Die Analyse des STAI-Wertes ergab signifikant erhöhte Werte für Frauen des Gesamtkollektivs, n=104. Diese Geschlechtsbetonung entspricht den Erhebungen unter der deutschen Allgemeinbevölkerung, siehe Tabelle 20 (Spielberger et al., 1970). Hier liegt ein starker Hinweis vor, dass jenseits eines hier versuchten direkten statistischen Nachweises von soziodemographischen Einflussgrößen, die Belastungen dennoch von geschlechtsspezifischen Faktoren ('trait') abhängen, die sich im Kaufbeuren-Kollektiv wahrscheinlich häufen. Vielleicht kann hier von einer geschlechtsspezifischen Disposition zu einem erhöhten Belastungserleben gesprochen werden. Dies könnte daraus herrühren, dass Frauen in der Mehrheit Mütter sind und sich möglicherweise mehr als die Männer mit der Erkrankung konfrontieren. Trotz hohem subjektivem Belastungserleben stellen sich Frauen im Vergleich zu Männer häufiger den Versorgungsaufgaben gegenüber ihren Nachkommen. Männer können dieser Verpflichtung möglicherweise nur dann gerecht werden und präsent bleiben, wenn die subjektiven Belastungen einen gewissen kritischen Grenzwert nicht überschreiten. An dieser Stelle sei an die Übersichtsarbeit von Jungbauer et al. erinnert, die im Kapitel Literatur schon erwähnt wurde: Er konnte sechs Studien ausmachen, in denen übereinstimmend berichtet wird, dass weibliche Angehörige eine größere Belastung erleben (Jungbauer J et al., 2001, S 106).

Weitere soziodemographische Unterschiede zeigten sich zwischen Kaufbeuren-Kollektiv und PIP-Interventionskollektiv bezüglich des Geschlechts *der Patient/-innen*. Es waren deutlich mehr männliche als weibliche Patient/-innen im Kaufbeuren-Kollektiv, ein frauenbetontes Verhältnis bestand dagegen im PIP-Interventionskollektiv. Ist dies der Grund für die vermehrte Belastung des Kaufbeuren-Kollektivs?

Eine zusätzliche geschlechtsspezifische Analyse von Verhaltensauffälligkeiten erbrachte folgende Ergebnisse:

Bezogen auf das Gesamtkollektiv, n=104, konnte ein signifikant ($p < .01$) geringeres ‚positive behaviour' bei männlichen Kranken im Vergleich zu den Frauen festgestellt werden. Bei erkrankten Frauen fanden sich trendmäßig größere Ladungen bei ‚Aggressionen allgemein', und ‚Aggressionen mit Worten. Bei den männlichen Erkrankten waren folgende Variablen stärker gewichtet:‚Aggressionen durch Sachbeschädigung', Aggressionen durch körperliche Angriffe',‚ ‚kürzere Zeitdauer zum letzten stationären Aufenthalt', ‚längere Erkrankungsdauer'.

Die explorative Datenanalyse (bivariate Korrelationsrechnungen) konnte aber keinen einzigen signifikanten p-Wert, der eine Beziehung zwischen Patient/-innengeschlecht und Angehörigenbelastungen nachweisen würde, erbringen.

Jenseits statistisch signifikanter Zusammenhänge erbrachte die Frage nach der Bedeutung des Geschlechts der Patient/-innen für die Belastungen von Angehörigen in der vorliegenden Untersuchung folgende Ergebnisse:

Die meisten Belastungsarten, unabhängig von subjektiv und objektiv, sind tendenziell bei männlichen Erkrankten erhöht. Die Tendenz zeigt aber auch Inkohärenzen, z. B. bei der ‚subjektiv burden scale' haben Angehörige von weiblichen Erkrankten erhöhte Werte. Auf der KEA-Skala, die allgemeine und subjektive Belastungen in Alltagssituationen und Schuld und Scham misst, dagegen Angehörige von Männern. Die ‚objectiv burden scale' bietet beim Kaufbeuren-Kollektiv einen erhöhten Wert bei Angehörigen von Frauen- und bei den PIP-Angehörigen einen höheren Wert bei Angehörigen von Männern.

Wie im Kapitel Literaturübersicht bereits ausgeführt, sind die Angaben der Literatur zu diesem Thema äußerst unterschiedlich. Die für die vorliegende Arbeit direkt verwendeten Untersuchungen konnten in ihren Ergebnissen ebenfalls keinen Trend erkennen lassen: Aus der Dissertation von Huber A (1991) ist nicht ersichtlich, ob Belastungsunterschiede in Abhängigkeit vom Patientengeschlecht bestehen, Angermeyer et al. kommen in ihrer Umfrage zu dem Ergebnis, dass das Patientengeschlecht keinen Einfluss auf die Belastung ausübt. (Angermeyer et al., 1997, S. 218). Ingrid Sibitz fand, dass alle, die sich um männliche

Patienten kümmern, belasteter seien. Bei Frauen wurde häufiger von Angst, Zornausbrüchen, verbaler Aggression, Essstörungen sowie geringerer Compliance berichtet und überraschenderweise auch vermehrt von Gewalttätigkeiten. Bei Männern von mangelnder Hygiene, Lärmempfindlichkeit und Substanzmissbrauch (Sibitz I et al., 2002, S. 150). Hinsichtlich Alter von Patienten und Angehörigen zeigten sich keine wesentlichen Unterschiede in den Subkollektiven. Die Korrelationenmatrix der explorativen Datenanalyse zeigt kaum Hinweise auf Zusammenhänge mit Belastungen, mit der Ausnahme, dass Enttäuschungs- und Kränkungsgefühle mit steigendem Alter der Angehörigen zuzunehmen scheinen. Eltern-Kind-Beziehung zeigten keinen nachweisbaren Einfluss auf die Belastungen. Ein *direkter* Zusammenhang mit Belastungsvariablen, die direkt mit dem/der Patienten/-in zusammenhängen, konnte nicht bewiesen werden.

Besteht ein Zusammenhang zwischen krankheitsassoziierten Variablen und der Angehörigenbelastung?

Der Vergleich der verschiedenen Subkollektive bringt folgendes:
Wie bereits ausgeführt, befinden sich im Kaufbeuren-Kollektiv die Patient/-innen mit den z. T. signifikant im Vergleich zum PIP-Interventionskollektiv bzw. PIP-Gesamtkollektiv kränkeren Verhalten was Aggressionen, Feindseligkeit, Zeitdauer zum letzten stationären Aufenthalt und geringes positives Verhalten anbelangt. In der Erkrankungsdauer und Anzahl der Hospitalisationen der Patient/-innen unterscheiden sich die Kollektive kaum. Von diesen Zahlen ausgehend scheint ein Zusammenhang zwischen bestimmten schwierigen Verhaltensweisen der Patient/-innen, die als Epiphänomen der Psychopathologie begriffen werden können, und der Belastung nahezuliegen.
Obwohl der Unterschied zwischen PIP-Interventionskollektiv und PIP-Kontrollkollektiv nicht so signifikant wie zwischen PIP-Interventionskollektiv und Kaufbeurenkollektiv ausgeprägt ist, ist eine ähnliche Tendenz festzustellen: Das Kontrollkollektiv zeigt schwierigere Patient/-innen. Die Variablen aggressives Patient/-innenverhalten in Form von Sachbeschädigung und körperlichen Angriffen und Vorkommen von hostilem Patient/-innenverhalten sind sogar signifikant häufiger als im Interventionskollektiv, $p < .05$. Das Belastungsprofil zeigt bei den meisten Belastungsparametern eine tendenziell größere Ladung, Schuld und Scham war im PIP-Kontrollkollektiv auch signifikant höher ($p < .05$). Somit scheint auch der Vergleich zwischen PIP-Interventionskollektiv und PIP-Kontrollkollektiv die These zu stützen, dass die Belastungen der Angehörigen stark von bestimmten krankheitsassoziierten Variablen

ausgehen. Die bivariate Korrelationsprüfung mittels des Spearman-Koeffizienten brachte nun folgende Ergebnisse an den Tag:

Spezifische Erkrankungsparameter vergrößerten signifikant (p <.001) spezifische Belastungsvariablen, nämlich:

'Kurze Zeitdauer zum letzten stationären Aufenthalt', gehen mit vergrößertem 'Entlastungsbedürfnis' einher und weniger ‚positive behaviour', Abbildungen 20, 21, s. u..

Wenig ‚positive behaviour' geht signifikant mit erhöhten Werten auf der 'objective burden scale', ‚subjective burden scale', allgemeine und subjektive Belastungen in Alltagssituationen (‚KEA') und Schuld und Scham (‚KEA') einher, Tabelle 14.

Erhöhte krankheitsassoziierte Variablen verstärken insgesamt allgemeine und subjektive Belastungen wie ‚Belastung allgemein', ‚Verschlechterung des Familienlebens', ‚Entlastungsbedürfnis', ‚subjective burden', KEA: subjektiv belastende Alltagssituationen', Schuld und Scham'. Ferner ‚Enttäuschung', sowie ‚Kränkung', ‚Ärger', ‚Angst' bei hostilem Patientenverhalten. Es gibt eine gleichgeartete signifikante Beziehung zur ‚objective burden'.

Die Variable ‚Zeitdauer zum letzten stationären Aufenthalt' ist ein in der einschlägigen Literatur bisher wenig berücksichtigtes Item. Es tauchte die Frage auf, was daran belastungserzeugend ist. Dies führte zu einer weiteren explorativen Datenanalyse. Diese sind bivariaten Korrelationsrechnungen wurden unter Anwendung des Spearman- Koeffizienten zwischen den Variablen ‚Zeitdauer zu letzten stationären Aufenthalt' und Variablen des aggressiven Verhaltensspektrums der Patient/-innen sowie Hostilität und ‚positive behaviour' durchgeführt. Die Ergebnisse zeigen, dass kürzlich zurückliegende Entlassungen tendenziell mit vermehrten Aggressionen und misstrauischem und feindseligem Patient/-innenverhalten einhergehen. Statistisch signifikant ist der Zusammenhang, dass kurzer zeitlicher Abstand zum letzten stationären Aufenthalt mit wesentlich geringer ausgeprägtem positiveren Verhalten (p < .001) zu tun hat, siehe Abbildung 21, was entscheidend für die Belastungen der Angehörigen ist, siehe oben, Abbildung 20.Dies bedeutet folgendes: Die Verhaltensauffälligkeiten sind höchstwahrscheinlich in Zusammenhang mit dem Remissionsgrad der Patienten zu sehen. Die Belastung geht wahrscheinlich Hand in Hand mit dem Abklingen der Symptomatik.Die Akuität scheint ein größerer Belastungsfaktor zu sein als in der Literatur beschrieben, die sich überwiegend auf die Unterscheidung in Positiv- und

Abbildung 20: Bivariate Korrelation zwischen ' **Zeitdauer zum letzten stationären Aufenthalt' und „Meinen Sie, dass Sie Entlastung bei der Betreuung des Kranken benötigen"** (Quelle: Morosini et al., 1991).

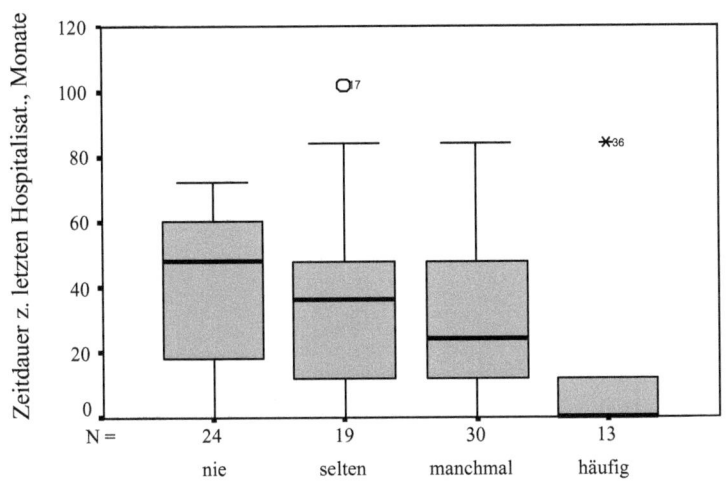

Entlastungsbedürfnis der Angehörigen

Gesamtkoll., n=104, Missings beider Variablen, n=18 Spearman-Korr. -.376, p<.001

Negativsymptomatik beschränkt. Die Belastungsrelevanz der Akutphase gibt aber Hinweise darauf, dass die Positivsymptomatik als Belastungsfaktor nicht unterschätzt werden darf, obwohl in der Literatur immer wieder die Negativsymptomatik betont wird. Eine Ausnahme bilden Brown G W, 1958, Grad J, Sainsbury P, 1963, z. T. Provencher H L, Mueser K T, 1997 und Sibitz I et al., 2002. Letztere zeigten, dass insbesondere Wahnsymptome sehr belastend sind (S. 150).Die verstärkte Belastung auf Angehörigenseite scheint tatsächlich mit schwererer Ausprägung krankheitsassoziierter Variablen einherzugehen.

Besteht ein belastungsreduzierender Effekt einer Teilnahme an Angehörigengruppen allgemein und informationszentrierter Kurzzeit-Psychoedukation im besonderen ?

Das Ziel der Münchener PIP-Studie war die Verringerung der Rehospitalisierungsrate schizophren Erkrankter. Diese Ziel wurde nachhaltig erreicht, wie im Literatur-Kapitel ausgeführt wurde. Ob damit gleichzeitig ein belastungsreduzierender Effekt verbunden ist, muss noch geklärt werden.

Abbildung 21: Bivariate Korrelation zwischen ‚**positive behaviour scale**' (Quelle: Herz et al., 1991) und ‚**Zeitraum zum letzten stationären Aufenthalt**'.

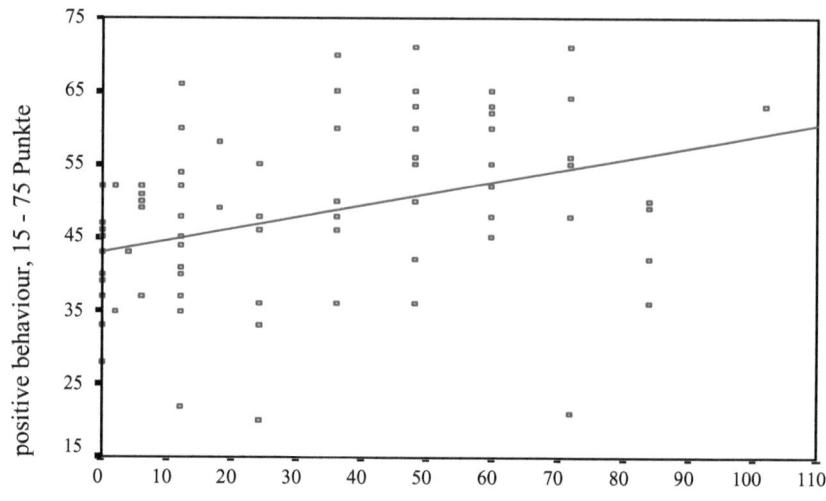

Letzter stationärer Aufenthalt, in Monaten (Spannweite 0 - 102)

Gesamtkollektiv, n=104. Missings beider Variablen n=24 Spearman-Korr .438, p < .001

Ein vergleichender Blick auf das PIP-Interventionskollektiv und das Kaufbeuren-Kollektiv zeigt folgendes: Angehörige des meist signifikant stärker belasteten Kaufbeuren-Kollektivs nahmen ungleich häufiger an Angehörigengruppen teil als die PIP-Angehörigen. Angehörige, die 1 - 10 Male an einer Gruppe teilgenommen hatten, waren im Kaufbeuren-Kollektiv nur zu rund 31 % vertreten, beim PIP-Interventionskollektiv waren dies 58 % . Angehörige die öfter als 10 Male in einer Angehörigengruppe waren, waren im KaufbeurenKollektiv mit 60 %, im PIP-Interventionskollektiv mit 31 % repräsentiert. Geht also einevermehrte Teilnahme an einer Angehörigengruppe mit höherer Belastung einher ? Die explorative Datenanalyse konnte keinen dafür oder dagegen sprechenden statistischen Nachweis bieten, zeigte aber bei vier Belastungsvariablen einen eindeutigen Trend (p <.01, p <.05) dahingehend, dass häufigere Teilnahme an einer Angehörigengruppe mit erhöhter Belastung zusammenhängt. Es handelt sich dabei um die Variablen ‚Belastung allgemein', Entlastungsbedürfnis', subjective burden scale' und ‚KEA', subjektive Belastungen in Alltagssituationen.

Entlastungsmöglichkeiten hatten mehr PIP-Interventions-Angehörige zur Verfügung (77 %) als PIP-Kontroll-Angehörige (65 %) und wesentlich mehr als Kaufbeuren-Angehörige (50 %).

Es waren auch die Kaufbeuren-Angehörige, die deutlich mehr Entlastungsbedürfnis äußerten als die Angehörigen des PIP-Interventionskollektives (66 % vs. 46 %). 27 % waren dies nur im Kontrollkollektiv. Ob das Bedürfnis nach Entlastung nicht besteht oder (noch) nicht geweckt ist, wird weiter unten diskutiert.

Angehörige des PIP-Kontrollkollektivs (n=23) haben fast durchgehend höhere Werte auf der Beschwerdeliste (v. Zerssen, 1975) als Angehörige des PIP-Interventionskollektivs (n=31), zwei Items sind mit einem p <.05 signifikant.

Die Angehörigen des Kaufbeuren-Kollektivs geben etwas mehr Nutzen von der Angehörigengruppe an (66 % viel bzw. sehr viel) als Angehörige des PIP-Interventionskollektivs (53 % viel bzw. sehr viel).

Der Extremwertvergleich innerhalb der PIP-Kollektive legte ein Ergebnis an den Tag, das in die o. g. Richtung weist: Hochbelastete Angehörige suchen eine Angehörigengruppe auf. PIP-Angehörige, die > 10 Male in einer Angehörigengruppe waren, sind bezüglich der Variablen ‚Entlastungsbedürfnis' und ‚ subjective burden' signifikant mehr belastet als diejenigen, die nie eine Angehörigengruppe besucht haben (p < .05). Die anderen geprüften Variablen zeigten eine gleichsinnige Tendenz oder nahezu keine Belastungsunterschiede. Das ist um so bemerkens-werter als PIP-Angehörige, die > 10 Male in einer Angehörigengruppe waren, fast nur Angehörige sind, die zum Interventionskollektiv der Münchener PIP-Studie gehören. Es liegt nahe, dass sich diese Angehörigen nach der Kurzzeitintervention der PIP-Studie wohl einer Selbsthilfegruppe angeschlossen haben. Dies waren 31 % (n=9). Innerhalb des Kontrollkollektivs sind dagegen nur 14 % (n=3) Mitglied vermutlich einer Selbsthilfegruppe geworden).

Selbsthilfegruppen unterliegen keiner zeitlichen Limitierung und dienen mehr der emotionalen Entlastung, konkreten Hilfeleistung untereinander und politischen Lobbybildung als dies bei den professionell angeleiteten Kurzzeitintervention der Fall sein kann.

Folgende Interpretationen des Befundes zur Frage nach einem belastungsreduzierenden Effektes von Angehörigengruppen und des Extremwertvergleiches kommen in Frage:
Möglicher belastungsreduzierender Effekt, Vergleich zwischen PIP-Kollektiv und Kaufbeuren-Kollektiv:

Die Kaufbeuren-Angehörigen gehen viel in Angehörigengruppen und ziehen viel Nutzen daraus und geben relativ wenig Entlastungsmöglichkeiten und ein relativ hohes Entlastungsbedürfnis. Somit sind mit den erwähnten Entlastungsmöglichkeiten wohl nicht die Angehörigengruppen gemeint. Die Angehörigengruppen sind vielmehr für diejenigen da, die wenig andere Entlastungsmöglichkeiten haben. Der höhere Grad sozialer Isolierung des Kaufbeuren-Kollektivs (50 % geben an, den Kontakt zu Freunden verloren zu haben vs. 14 % PIP-Interventionskollektiv) bestätigt diese Interpretation der Ergebnisse.

Warum die Kaufbeuren-Angehörigen stärker als die PIP-Angehörigen sozial isoliert sind und weniger Entlastungsmöglichkeiten und ein größeres Entlastungsbedürfnis haben, könnte ein Hinweis auf ein besseres Coping-Verhalten der PIP-Angehörigen sein, unabhängig davon, ob es sich um Männer oder Frauen handelt und wie krank die Patient/-innen sind. Damit wäre eines der wichtigsten Ziele der informationszentrierten Kurzzeitpsychoedukation in Angehörigengruppen erreicht, Angehörige einer Intervention zuzuführen bevor der Zustand einer Problembeladung mit (verzweifeltem) Suchverhalten eintritt (Belastungsprophylaxe). Das ‚end-stage-plateau' nach Mac Carthy et al. (1989), ist bei den PIP-Angehörigen noch nicht eingetreten. Insofern kann von einem sekundär-präventiven Effekt der informationszentrierten Kurzzeitpsychoedukation gesprochen werden.

Den Angehörigen des PIP-Interventionskollektives wurde die Gruppenteilnahme im Rahmen der PIP-Studie von professioneller Seite angeboten. Den Angehörigen des Kaufbeuren-Kollektives darf man, da die Fragebögen auf einer Angehörigen-Tagung einer psychiatrischen Klinik verteilt werden konnten, einige Eigeninitiative unterstellen. Des Weiteren wurden die Einladungen u. a. auch an Angehörigen-Organisationen verschickt, organisierte Angehörige dürften wesentlich mehr unter den Kaufbeurer Befragten zu finden sein. Sie nahmen die Einladung zu dieser Veranstaltung an und machten sich auf den Weg. Anders ausgedrückt kann hier angenommen werden, dass eine Selektion ‚suchender' und - wie die Zahlen dieser Erhebung besagen - auch problembeladener Angehöriger stattgefunden hat. Sie mussten schon einiges hinter sich bringen und viel über lange Zeit durchstehen. Unter dieser Annahme sind die Angehörigengruppen des Kaufbeuren-Kollektivs von eher sekundär-supportiver Bedeutung, die die Angehörigen in ihrer Leidensfähigkeit stützen.

Extremwertvergleich: Interventionsangehörige mit einer hohen subjektiven Belastung nehmen auch mit großer Regelmäßigkeit an den Gruppen teil. Möglicherweise wurden sie durch die Gruppengespräche auch für das Ausmaß ihrer Belastungen erst richtig sensibilisiert. Die meisten Angehörigen sind es in der Regel nicht gewohnt, sich über ihre emotionale Betroffenheit auszutauschen. Dass sie ihr subjektiven Beschwerden so allen preisgeben können, könnte eine Folge der Gruppen-teilnahme sein. Sie haben dann aber den entlastenden Effekt der Gruppen so positiv erlebt, dass sie deshalb weiterhin den Wunsch nach derartigen Gruppen besitzen. Die Kontroll-angehörigen, die nie in Gruppen waren, haben wohl überwiegend nicht gelernt, über ihre emotionalen Irritationen genauer zu reflektieren und sich das Ausmaß ihrer Beschwerden bewußt zu werden. Deshalb geben sie eine relativ geringe subjektive Belastung und ein ebenso geringes Entlastungsbedürfnis an.

Die Interpretation des Extremwertvergleiches widerspricht der Interpretation des Befundes zur Frage nach einem belastungsreduzierenden Effekt einer Teilnahme an Angehörigengruppen nicht, da im Extremwertvergleich ein Selektion von Interventionsangehörigen erfasst ist, die sich tatsächlich mit einer hohen subjektiven Belastung arrangieren muss. Diese Angehörigen haben auch ein großes Entlastungsbedürfnis. Die Probleme bewegen sich aber auf einer bewußt wahrgenommenen psychischen Ebene. Kontrollangehörige sprechen deutlich weniger auf dieser Ebene, inbesondere äußern sie weniger Entlastungsbedürfnis. Dagegen berichten sie von z. T. signifikanten stärkeren gesundheitlichen Belastungen, s. o., die überwiegend psychosomatischer Natur sind (Beschwerdeliste, v. Zerssen, 1975).

Eine psychoedukative Intervention führt demnach zu vermehrtem Problembewußtein mit dem ‚Preis' vor allem eines zunehmenden Entlastungsbedürfnisses. Durch das Gruppenangebot kann diesem Entlastungsbedürfnis jedoch abgeholfen werden, was bei den Kontrollangehörigen nicht der Fall ist.

Besteht ein Zusammenhang zwischen der Patientencompliance und Angehörigenbelastungen?

Ohne große Unterschiede unter den Teilkollektiven ist die Medikamenteneinnahme der Patienten des Gesamtkollektiv sehr hoch, knapp 80 %. Diese Variable kann auf der Ebene des Vergleichs der untersuchten Kollektive nicht für die Belastung verantwortlich gemacht werden. Die Dichotomisierung des Gesamtkollektivs in „regelmäßige oder gelegentliche" Medikamenteneinnahme" vs. „nie" erbrachte im Vergleich kaum Belastungsunterschiede. Bei der explorativen Datenanalyse verhielt es sich ähnlich, keine signifikanten oder tendenziellen Beziehungen sind ersichtlich. Die Variable ‚Zusammenarbeitsbereitschaft der Patient/-innen mit Helfern' wurde von ca. 60 % der Angehörigen mit „viel" bzw. „sehr viel" angegeben; es bestanden kaum Unterschieden zwischen den Teilkollektiven. Als Erklärung für den fehlenden Nachweis kann folgendes diskutiert werden: Es handelt sich womöglich um einen Deckeneffekt, d. h. auch wenn die letzten 20 % nichtcomplianten Patienten noch compliant würden, könnte dies rein rechnerisch auch nicht mehr viel an der Angehörigenbelastung nachweisbar ändern, unabhängig davon, ob die Compliance tatsächlich Einfluss hat oder nicht.

Ein Beweis dafür, dass hohe Patient/-innencompliance mit niedriger Angehörigenbelastung zusammenhängt, konnte in dieser Untersuchung nicht geführt werden.

6.3. Schlussfolgerungen

Die ‚positive behaviour scale' von Herz et al. (1991) zeigt eine starke Beziehung zu Belastungsparametern im subjektiven und auch im objektiven Bereich. Dieses Instrument könnte bei weiterer Forschung oder eventuell auch in der klinischen Praxis zur Qualitätssicherung eines psychiatrischen Behandlungserfolges, z. B. Remissionsgrad, eingesetzt werden. Validitätsstudien bezüglich der Anwendung als Selbstbeurteilungsskala wären erforderlich.

Als markanter Befund wird der Zusammenhang zwischen kurzem zeitlichen Abstand zur letzten Hospitalisation und schwerer Psychopathologie und großer Angehörigenbelastung gewertet: Durchgehend waren jüngst entlassene Patient/-innen statistisch signifikant diejenigen, die insgesamt mehr Hospitalisationen in der Vorgeschichte verzeichnen mussten und es waren diejenigen, welche deutlich weniger positives Verhalten an den Tag legten (p <.001, Abbildung 21). Im Sinne eines Trends waren bei diesen Patienten auch ‚Aggressionen allgemein', sowie ‚Hostilität' erhöht. Andere Variablen konnten zwar diese Richtung nicht eindeutig bestätigen wie Variablen der Gewalttätigkeit und Erkrankungsdauer, aber gegenläufige Ergebnisse stellten sich auch nicht heraus. Da in der explorativen Datenanalyse eine starke Beziehung zwischen erhöhter Angehörigenbelastung und kurzem zeitlichen Abstand zu einer Krankenhausbehandlung gefunden werden konnte, ist die geschilderte Analyse so zu beurteilen, dass sich jüngst entlassene Patienten überwiegend noch in einer Phase von akuter Erkrankung befinden und so für die Angehörigen eine erhöhte Belastung verursachen können. Boye et al. (2001) forschten über den Zusammenhang zwischen Belastungen und Stress und Symptomatologie. Sie maßen die Belastungen und den Stress von 41 Angehörigen unmittelbar nach Entlassung der schizophrenen Patientin/des schizophrenen Patienten, 4,5 Monate und 9 Monate später. Durchgehend zeigte sich eine deutliche, z. T. signifikante, Reduktion von Belastung und Stress 4,5 Monate nach Entlassung. Im weiteren Verlauf blieben die Werte relativ stabil (Boye et al., 2001, Seite 44).

Ein erhöhtes Belastungsrisiko für das soziale Umfeld muss allen klar sein, die Patienten aus stationärer Behandlung entlassen. In der Befragung von Angermeyer et al. (1997) beklagten 27,3 % der Angehörigen, dass die Patient/-innen zu früh entlassen werden. Die Daten wurden zwar 1997 veröffentlicht aber schon 1994 erhoben. Die Entwicklung, die das deutsche

Gesundheitssystem mittlerweile genommen hat, dürfte einen wesentlich größeren Anteil an Angehörigen, die unter verfrühter Entlassung der Patient/-innen leiden, zur Folge haben. Eine Indikation zu stationären Kurzzeitbehandlungen bei schizophrenen Patient/-innen mit einer akuten Psychose, die rasche Entlassungen nach Hause zur Folge haben (mit dem Ziel, ein mögliches Herausreißen aus wichtigen sozialen Beziehungen - ‚soziales Netz' - zu vermeiden), sollte deshalb auch unter Einbeziehung der Angehörigen gestellt werden. Eine durch frühe Entlassung der Patient/-innen mitverursachte Hochbelastung der Angehörigen verhindert, dass diese ihre tragende Funktion innerhalb eines sozialen Netzes für die Erkrankten ausreichend einnehmen können.

Haben nun Kurzzeitaufenthalte häufigere stationäre Aufenthalte zur Folge, so erhöht sich damit für die Angehörigen die Anzahl dieser schwierigen Zeiten der poststationären Phase! Gerade poststationäre Unterstützungsangebote sollten den Angehörigen deshalb offeriert werden. Den Angehörigen sollte man auch ermutigend mitteilen, dass die initial große Belastung mit zunehmendem zeitlichen Abstand wieder abnehmen wird!

Die Häufigkeit und schweren emotionalen Folgen von aggressivem, misstrauischem und feindseligem Patientenverhalten für ihre Angehörigen wurde evident. Bei der Frage, ob positive oder negative Symptome belastender seien, sollte man bedenken, dass diese Unterscheidung innerhalb des schizophrenen Symptomenspektrums Ergebnis einer psychiatrischen Forschung ist, die sich an psychopathologischen Kriterien orientiert, Kriterien, die für die Angehörigenbelastung möglicherweise keine Rolle spielen. Positive Symptomatik im Sinne einer verstärkten Akuität im Unterschied zu den Zeiten, in denen die Patienten ruhiger, umgänglicher und liebevoller sein konnten, geht mit einem Wechselbad der Gefühle einher und bedeutet mit großer Sicherheit eine Belastung eigener Art und ist sicher schwer tolerierbar. Bislang wurde in der vorliegenden Literatur (mit Ausnahmen) bei der Belastung eher von einem statischen Zustand gesprochen. Jungbauer et al. beklagen dies und sprechen von einer Schwachstelle der gegenwärtigen Angehörigenforschung (Jungbauer et al., 2001, Seite 110).

Für die Intervention zur nachgewiesenen nachhaltigen Reduktion der Angehörigenbelastung schlagen verschiedene Autoren aufwendigere Formen vor, wie z. B. Hornung W P (1998, 2000), Buchkremer G (1998) und Hahlweg et al. (2000). Es scheint aber möglich zu sein, dass eine bifokale informationszentrierte Kurzzeit-Psychoedukation, wie z. B. nach Bäuml et al.(1996 b) ebenfalls einen dauerhaften belastungsreduzierenden Effekt für die Angehörigen zeigen kann. Es gibt Hinweise, dass durch die Kurzzeit-Intervention die Entwicklung eines besseren Coping-Verhaltens sowohl bei den Patient/-innen als auch bei den Angehörigen angestoßen wird, so dass sich Angehörige z. B. außerhalb von Angehörigengruppen Entlastungsmöglichkeiten schaffen können oder in Selbsthilfegruppen gehen. In Zeiten zunehmenden Kostendruckes und schwieriger Personalsituation ist eine weitere Verfolgung des Ansatzes der Münchener PIP-Studie sinnvoll und notwendig um ein ‚end-stage-plateau' (Mac Carthy et al., 1989) zu vermeiden.

Von wesentlicher Bedeutung dürfte aber auch sein, dass im Rahmen der bifokalen Psychoedukation die Patient/-innen relativ frühzeitig zu einem selbstkompetenten und informierten Umgang mit ihrer Erkrankung angeleitet werden. Dies unterstreicht insbesondere der deutliche Unterschied hinsichtlich aggressiver Verhaltensweisen bei den Patient/-innen der PIP-Interventions- und der PIP-Kontrollgruppe. Selbstkompetente Patient/-innen mit guter Krankheitseinsicht und guter Compliance lernen frühzeitig, ihre Erkrankung und ihre psychische Instabilität besser zu bewältigen und in den Griff zu bekommen. Die damit einhergehende Zunahme von positivem Verhalten den Angehörigen gegenüber wirkt sukzessive doppelt entlastend auf der Angehörigenseite. Die daraus resultierende Verbesserung des familiären Klimas wird sich wiederum positiv auf die weitere Stabilisierung der Patient/-innen durch Stressreduktion auswirken. Im Sinne des Vulnerabiltäts-Stress-Coping-Modells kann somit festgestellt werden, dass bifokale psychoedukative Gruppen einen nennenswerten Beitrag zur sekundären Primärprophylaxe bei schizophrenen Patient/-innen und ihren Angehörigen leisten.

8. Zusammenfassung.

Die Angehörigen schizophren Erkrankter sind seit ca. 20 Jahren zunehmend in das Blickfeld der psychiatrisch Tätigen gerückt. Mehr und mehr Untersuchungen machen klar, wie belastend die Krankheit auf das soziale Umfeld der Betroffenen wirkt. Damit professionell angeleitete Angehörigenarbeit so hilfreich und effektiv wie möglich gestaltet werden kann, setzte sich die vorliegende Untersuchung zum Ziel, wesentliche Einflussgrößen der Belastungen aufzudecken.

Ziel der Untersuchung war, zu klären, ob ein Zusammenhang zwischen soziodemographischen Daten und krankheitsassoziierten Variablen besteht. Darüber hinaus sollte der Frage nachgegangen werden, ob ein belastungsreduzierender Effekt durch die Teilnahme an Angehörigengruppen (allgemeine, nicht näher bezeichnete Angehörigengruppen vs. einer Angehörigengruppe im Rahmen einer bifokalen informationszentrierten Kurzzeitpsychoedukation) besteht. Auch sollte untersucht werden, ob Patient/-innen-Compliance und Angehörigenbelastung zusammenhängen.

Das befragte Kollektiv setzte sich zum Teil aus Probanden zusammen, die am 14.06.96 an einer Tagung für Angehörige psychisch Kranker am Bezirkskrankenhaus Kaufbeuren teilgenommen haben („Kaufbeuren-Kollektiv", n = 50). Ganz überwiegend sind es Angehörige von schizophren Erkrankten. Weitere Probanden wurden aus dem Kollektiv der multizentrischen prospektiven randomisierten Münchener PIP-Studie, Teilstichprobe der TU-München, rekrutiert. Diese Gruppe aus 54 Teilnehmer/innen besteht wiederum aus einem Interventionskollektiv (n = 31), das durch die Teilnahme an einem bifokalen Kurzzeitpsychoedukationsprogramm gekennzeichnet ist, und aus einem Kontrollkollektiv (n = 23), das dieses Programm im Rahmen der Studie nicht erhalten hatte.

Die charakteristischen Aspekte der Zusammensetzung der beiden Subkollektive waren unterschiedlich:

Soziodemographische Variablen:
Das Kaufbeuren-Kollektiv hat einen Frauenanteil unter den Angehörigen von 77 %, auf Patient/-innenseite handelt es sich dagegen nur zu 26 % um Frauen. Eltern-Kind-Beziehungen bestehen zu 78 % und Partnerschaftsbeziehungen nur zu 14 %. Das PIP-Kollektiv aber besitzt

einen Frauenanteil unter den Angehörigen von 57 %, auf Patient/-innenseite sind es 62 %. Eltern-Kind-Beziehungen bestehen zu 51 % und Partnerschaftsbeziehungen zu 33 %.

Krankheitsassoziierte Variablen:

Die Krankheitsverläufe der Patient/-innen aus dem Gesamtkollektiv (n=104) waren mit etwa 12-jähriger Krankheitsdauer und durchschnittlich fünf Klinikaufenthalten als überwiegend chronisch einzustufen. Diesbezüglich bestehen keine nennenswerten Unterschiede in den Subkollektiven. Weitere krankheitsassoziierte Variablen wie Hostilität und Aggressivität, sowie niedrigere Werte auf einer Skala zur Erfassung positiver Verhaltensweisen zeigen schwerwiegendere Krankheitsausprägungen der Patient/-innen des Kaufbeuren-Kollektivs – aber auch - in geringerem Maß - des PIP-Kontrollkollektivs. Das PIP-Interventionskollektiv hatte zum Untersuchungszeitpunkt die sozial kompetentesten Patient/-innen.

Belastungen:

In der vorliegenden Untersuchung gaben 74 % von allen 104 befragten Angehörigen an, dass sich ihr Familienleben seit Ausbruch der Erkrankung ihres Angehörigen zumindest in mancher Hinsicht verschlechtert hat. Nur 29 % sprachen von keinen oder lediglich geringen Belastungen. Dabei handelt es sich überwiegend um sogenannte subjektive Belastungen, also emotionale Beeinträchtigungen, die überwiegend durch schwieriges Patient/-innenverhalten wie Hostilität, Aggressivität oder nur spärlich vorhandene positive Verhaltensweisen bewirkt werden. Objektive Belastungen spiegeln sich darin, dass die Angehörigen häufig alltägliche Leistungen für die Patient/-innen wie Haushaltsarbeit oder Verhandlungen mit Behörden und Arbeitgebern übernehmen müssen. 40 % geben mehr als ein Zehntel ihres Monatseinkommens für den Patienten/die Patientin aus, 24 % gaben an, dass es sich mindestens um 250 €/Monat (500 DM) handelte. Sachbeschädigung und körperliche Angriffe berichten 25 % bzw. 22 % der Angehörigen von den Patient/-innen in akuten Krankheitsphasen. Die Ausprägung der sogenannten Trait-Angst des STAI-Inventars, die als Maß für ein erhöhtes Belastungserleben diskutiert wird, ist bei den Angehörigen der Stichprobe deutlich höher als in der vergleichbaren Allgemeinbevölkerung.

Mögliche Zusammenhänge mit den Belastungen:

Soziodemographische Variablen:

Ein direkter Beweis soziodemographischer Zusammenhänge mit den Belastungen konnte nicht geführt werden. Der Frauenüberhang auf der Angehörigenseite einerseits und der Männer-überhang auf der Patient/-innenseite andererseits, muss allerdings berücksichtigt werden. Die Analyse der STAI-Werte, die signifikant erhöhte Werte für weibliche Angehörige an den Tag brachte, legt nahe, dass ein erhöhtes Belastungserleben bei Frauen unter den Angehörigen ein Hinweis für einen geschlechtsspezifischen Einfluss auf die Angehörigenbelastung ist. Folgende Erklärung wäre denkbar: Trotz hohem subjektivem Belastungserleben stellen sich Frauen im Vergleich zu Männern häufiger den Versorgungsaufgaben gegenüber ihren Nachkommen. Männer können dieser Verpflichtung möglicherweise nur dann gerecht werden und präsent bleiben, wenn die subjektiven Belastungen einen kritischen Grenzwert nicht überschreiten.

Compliance:
Die Compliance zeigt innerhalb dieser Untersuchung den geringsten Einfluss auf die Belastungen der Angehörigen. Möglicherweise handelt es sich hierbei um einen Deckeneffekt, da 84 % der Angehörigen des gesamten befragten Kollektivs von regelmäßiger Medikamenteneinnahme der Patient/-innen berichten. Das heißt, wenn auch noch die restlichen 16 % ihre Medikamente regelmäßig einnähmen, könnte sich rein rechnerisch kein wesentlicher Einfluss mehr auf die Belastung ergeben, auch wenn er faktisch vorhanden wäre.

Teilnahme an Angehörigengruppen:
Hinsichtlich der Teilnahme an den Angehörigengruppen zeigte sich die paradox anmutende Tendenz, dass bei steigender Teilnahmefrequenz die Belastung bei allen befragten Angehörigen etwas zunahm oder gleich blieb. Bei den Kaufbeuren-Angehörigen blieb das Entlastungsbedürfnis im Unterschied zu den PIP-Angehörigen auch bei häufiger Teilnahme an Angehörigengruppen ungebrochen hoch. Ausreichende Entlastungsmöglichkeiten wurden bei Kaufbeuren-Angehörigen seltener als bei PIP-Angehörigen angegeben. Die Kaufbeuren-Angehörigen gingen wesentlich häufiger in Angehörigengruppen als die PIP-Angehörigen. Somit stellt sich die Angehörigengruppe, wie sie von den Kaufbeuren-Angehörigen in Anspruch genommen wird, als Selbsthilfegruppe dar, als eine Anlaufstelle für Hochbelastete mit einer eher sekundär-supportiven Bedeutung. Geringeres Entlastungsbedürfnis und das Vorhandensein von mehr Entlastungsmöglichkeiten nach der Teilnahme an bifokalen psychoedukativen Angehörigengruppen, wie dies bei den PIP-Angehörigen der Münchener PIP-Studie der Fall war, besitzen eine mehr sekundär-präventive Bedeutung dieses Ansatzes.

In der Diskussion wird auf die Beziehung zwischen Problembewußtsein und Entlastungsbedürfnis anhand eines Extremwertvergleichs zwischen Angehörigen, die nie und welchen, die mehr als 10 Male an einer Angehörigengruppen teilgenommen haben, näher eingegangen.

Krankheitsassoziierte Variablen:

Der größte Einflussfaktor auf die Belastung der Angehörigen liegt in krankheitsassoziierten Variablen. In unerwartet deutlicher Weise zeigte sich dabei als signifikant belastungsrelevant ein kurzer Zeitraum zur letzten stationären Behandlung. Dieses Item hatte hochsignifikante Korrelationen zu großem Entlastungsbedürfnis der Angehörigen und mangelndem positiven Patient/-innenverhalten. Dies zeigt den Zusammenhang zwischen Akuität bzw. Rest-Akuität einer psychotischen Episode und deren Auswirkungen auf das soziale Umfeld.

Die stärksten krankheitsassoziierten Variablen sind unter anderem feindselig- aggressives Patient/-innenverhalten und Mangel an positivem Patient/-innenverhalten. Insbesondere das Fehlen positiver Verhaltensweisen hatte mehrfach statistisch signifikante Beziehungen zu erhöhten Angehörigenbelastungen und zwar überwiegend zu subjektiv erlebten Belastungsbereichen. Das heißt, was den Angehörigen wirklich weh zu tun scheint, sind weniger die objektiven Größen wie Erkrankungsdauer, Anzahl der Hospitalisationen und andere soziodemographische sowie krankheitsassoziierte Parameter, sondern die krankheitsbedingten konkreten Verhaltensstörungen des Familienmitgliedes, die die Beziehung zu diesem geliebten Familienmitglied beeinträchtigen und die von den Angehörigen hautnah ertragen werden müssen. Dies steht im Vordergrund.

Insofern ist der bifokale Ansatz der informationszentrierten Kurzzeitpsychoedukation der Münchener PIP-Studie auf der richtigen Spur, da durch Information über die Erkrankung Schizophrenie das Verständnis für die Grundlage der aktuellen Verhaltensauffälligkeiten gefördert wird. Krankheitsbedingte emotionale Belastungen und aggressive Gegenreaktionen und Eskalationen in den Familien können dadurch reduziert werden. Somit kann eine positive Beziehung zu den Kranken ermöglicht werden, was im Sinne des Vulnerabilitäts-Stress-Coping-Modells nach Zubin und Spring (1977) zu einer nachhaltigen Stressreduktion bei den Patient/-innen mit positiver Auswirkung auf die Langzeitstabilisierung führt. Den legitimen Bedürfnissen der Angehörigen nach eigener Entlastung wird einerseits durch das Erlernen funktionaler Coping-Strategien und andererseits durch Kontaktaufnahme mit Selbsthilfegruppen Rechnung getragen. Geringer belastete Angehörige, die besser mit der Gesamtsituation zurecht kommen können, sind eher in der Lage, bei der für die Patient/-innen so notwendigen Reduktion psychosozialer Stressoren aktiv mitzuwirken, so dass bei ihnen seltener die Vulnerabilitätsschranke überschritten wird und psychotisch bedingte Verhaltensauffälligkeiten nicht so oft und in geringerem Ausmaß auftreten.

Der Befund, dass Angehörige mit hoher Teilnahmefrequenz an Angehörigengruppen ein erhöhtes und Angehörige, die bisher noch nie in einer Angehörigengruppe waren, ein geringeres Bedürfnis nach aktueller Entlastung besitzen, muss sicher als Hinweis gesehen werden, dass sehr belastete Menschen im Laufe der Zeit sich aktiv um Hilfe bemühen. Die Teilnahme oder Nichtteilnahme an Angehörigengruppen sollte jedoch einer bewussten Entscheidung der Angehörigen selbst vorbehalten bleiben und nicht auf das „Nichtvorhandensein" dieses Angebotes zurückzuführen sein. Denn es wäre nicht verantwortlich, wenn stark belastete und hilfesuchende Angehörige in ihrer Hilflosigkeit und Überforderung ungewollt zu „High-EE"-Faktoren innerhalb des familiären Systems würden mit all den bekannten negativen Auswirkungen auf den Erkrankungsverlauf der Patient/-innen. Der präventive Ansatz durch professionell initiierte psychoedukative bifokale Angehörigen-gruppen sollte erweitert werden, um dadurch vielleicht eines Tages weniger Bedarf für die eher supportiv wirkenden Selbsthilfegruppen zu haben. Die optimale Verzahnung beider Strategien sollte zum Standard der Routinebehandlung werden..

Verzeichnisse

9.1. Literatur

Abramowitz I, Coursey R, 1989: Impact of an educational support group on family participants who take care of their schizophrenic relatives. Journal of Consulting an Clinical Psychology, 57, 232 – 236, zit nach Birchwood M., Smith J., Cochrane R., 1992: Specific and Non-specific Effects of Educational Intervention for Families Living with Schizophrenia. Br J Psychiatry, 160, 806 - 814

Albus M, Burkes S, Scherer J, 1995: Welche Faktoren beeinflussen die Medikamenten-Compliance ? Psych. Praxis 22, 228 – 230

Anderson M, Hogarty G, Reiss J, 1981: The psychoeducational family treatment of schizophrenia. In: Goldstein M. J., (Hrsg,): New developments in intervention with families of schizophrenia. Jossey-Bass, San Francisco, S 79 – 89, zit. nach Wiedemann G., Buchkremer G., 1996: Familientherapie und Angehörigengruppen bei verschiedenen psychiatrischen Störungen. Nervenarzt 67: 524 – 544

Anderson C M, Hogarty G E, Reiss D J, 1980: Family treatment of adult schizophrenic patients: a psychoeducational approach. Schizophrenia Bulletin 6: 490-505, zit. nach Katschnig (Hg.): Die andere Seite der Schizophrenie. Patienten zu Hause. 3. Auflage Psychologie Verlags Union, 1989.

Angermeyer M C et al., 1995: Umfrage bei den Angehörigen des Bundesverbandes der Angehörigen psychisch Kranker e. v.
Fragebogen, welcher nach Kontaktaufnahme mit dem Autor freundlicherweise dem Verfasser überlassen wurde.

Angermeyer M C, 1995: Die Belastung Angehöriger chronisch psychisch Kranker. Umfrage unter den Angehörigen, die im Bundesverband der Angehörigen psychisch Kranker (BAK) organisiert sind. Rohdatenergebnisse als unveröffentlichtes Manuskript freundlicherweise überlassen.

Angermeyer M C, Matschinger H, Holzinger A, 1997: Die Belastung der Angehörigen chronisch psychisch Kranker. Psychiatr. Prax. 24: 215 – 220 – siehe auch Bundesverband psychisch Kranker (BAK), s. u.

Angermeyer M C: Einstellung der Bevölkerung zu Psychopharmaka. In: Naber D., Müller-Spahn F. (Hg.): Clozapin. Pharmakalogie und Klinik eines atypischen Neuroleptikums, 113 – 123. Berlin, Heidelberg, New York: Springer Verlag 1994.

Babiker I E, 1986: Noncompliance in Schizophrenia. Psychiatric Developments 4: 329 - 337

Bäuml J, Wais A, Meurer W, Kissling W, 1988: Compliance improvement in the long-term treatment of schizophrenic patients through a specific educational program for relatives. Psychopharmacology 96: p 223, zit. nach Bäuml J., Kissling W., Pitschel-Walz G., 1996: Psychoedukative Gruppen für schizophrene Patienten: Einfaluß auf Wissenstand und Compliance. Nervenheilkunde 15: 145 – 150

Bäuml J, 1989: Krankheitseinstellungen der Angehörigen (KEA). Unveröffentlichtes Manuskript.

Bäuml J, Kissling W, Meurer A, Lauter H, 1991: Informationszentrierte Angehörigengruppe zur Complianceverbesserung bei schizophrenen Patienten. Psychiatrische Praxis 18: 48 – 54

Bäuml J, Kissling W, Pischel-Walz G, 1996a: Psychoedukative Gruppen für schizophrene Patienten: Einfluss auf Wissenstand und Compliance. Nervenheilkunde 15: 145 - 150

Bäuml J Pitschel-Walz G, Kissling W, 1996b: Psychoedukative Gruppen bei schizophrenen Psychosen für Patienten und Angehörigen. In: Verhaltenstherapeutische Ansätze im Umgang mit schizophrenen Erkrankten, Hg.: Arnold Stark. Deutsche Gesellschaft für Verhaltenstherapie – dgvt-Verlag: 217 – 253

Bäuml J, Pitschel-Walz G, Kissling W, 1998: Psychoedukative Gruppen bei schizophrenen Psychosen unter stationären Behandlungsbedingungen – Ergebnisse der PIP-Studie, aktueller Stand, Ausblick. In: Angehörigenarbeit in der Psychiatrie, Hg. Werner Binder, Wolfram Bender, Claus Richter Verlag, 1998

Baronet A M, 1999: Factors associatet with caregiver burden in mental illness: a critical review of the research literature. Clin Psychol Rev 19: 819 – 841, zit. n. Jungbauer J, Bischkopf J, Angermeyer M C, 2001: Belastungen von Angehörigen psychisch Kranker. Psychat Prax 28: 105 – 114, S. 106

Bebbington P, Kuipers L, 1994: The predictive utility of expressed emotion in schizophrenia: an aggregate analysis. Psychol Medicine 24: 707 - 718

Bebbington PE, Kuipers E, 1995: Predicting relapse in schizophrenia: Gender and expressed emotion. International Journal of Mental Health 24: 7 - 22

Biegel D E, Milligan E S, Putnam P L, Song L-Y, 1994: Predictors of Burden Among Lower Socioeconomic Status Caregivers of Persons with Chronic Mental Illness. Comm ment Health J 30: 473 - 494

Birchwood M, Smith J, Cochrane R, 1992: Specific and Non-Specific Effects of Educational Intervention for Families Living with Schizophrenia. Br J Psychiatry, 160, 806 – 814

Boye B, Bentsen H, Ulstein I, Notland T H, Lersbryggen A, Lingjärde O, Malt U F 2001: Relativs distress an patient's symptoms an behaviors: a prospective study of patients with schizophrenia and their relatives. Acta Psychiatr Scand 104 : 42 – 50.

Brown, G W, Carstairs G M, Topping G, 1958: Post hospital adjustment of chronic mental Patient. Lancet, 2, 685 – 689, zit. nach Schulze-Mönking H: Angehörigenselbsthilfegruppen in der Schizophreniebehandlung, S. Roderer Verlag Regensburg, 1993

Brown G W, Bone M, Dalison B H, Wing J K, 1966: Schizophrenic and social care. A comparative follow-up study of 339 schizophrenic Patients. Oxford University Press, Oxford (Maudsly Monographs No. 17) zit. nach Schene A. H., 1990: Objective and subjective dimensions of family burden. Soc. Psychiatry Psychiatr Epidemiol 25: 289 – 297.

Buchkremer G, van der Ven M, Schulze-Mönking H, 1988 Medikamentenmitbestimmung – ein therapeutisches Ziel bei schizophrenen Patienten. In: Therapie mit (Hgs), Stuttgart, Neuroleptika – Perazin. Helmchen H., Hippius H. Tölle R. Thieme-Verlag, 125 – 128, zit nach Bäuml J., Kissling W., Pitschel-Walz, 1996. Psychoedukative Gruppen für schizophrene Patienten: Einfluss auf Wissenstand und Compliance. Nervenheilkunde 15 : 145 – 150

Buchkremer G, Lewandowski L, 1987: Therapeutische Angehörigenarbeit bei schizophrenen Patienten. Rationales Konzept und Praktische Anleitung. Psychiatrische Praxis 73 – 77

Buchkremer G, Rath N, Therapeutische Arbeit mit Angehörigen schizophrener Patienten, Verlag Hans Huber, Bern, Stuttgart, Toronto, 1989.

Buchkremer G, Klingberg S, Holle R, Schulze-Mönking H, Hornung W P, 1997: Psychoeducational psychotherapy for schizophrenic patients and their key relatives or care-givers: results of a 2-year follow-up. Acta Psychiatr Scand 96: 483 - 491

Bundesverband der Angehörigen psychisch Kranker e. V. (BAK): Umfrage über die Bedürfnisse der Angehörigen von schwer psychisch Erkrankten in Deutschland, 1995

Clark R, Drake R, 1994: Expenditures of Time and Money by Families of People with Severe Mental Illness and Substance Use Disorders. Community Mental Health Journal 30 No. 2: 145 – 163

Clark R, 1994: Family costs associated with severe mental illness and substance abuse. Hosp Community Psychiatry 45: 808 - 813

Cook J A, Lefley H P, Pickett S A, Cohler B J, 1994: Age and family burden among parents of offspring with severe mental illness. Amer J Orthopsychiatr 64 (3): 435 - 447

Crotty P, Kulys R, 1986: Are schizophrenics a burden their Families ? Significant others' views. Health and Social Work, Summer 1986: 174 - 188

Creer C, Wing J K, 1974: Der Alltag mit Schizophrenen (Dt. Übersetzung Hildegard und Heinz Katschnig). In Katschnig, H. (Hrsg.): Die andere Seite der Schizophrenie. Patienten zu Hause. 3. Auflage, Psychologie Verlags Union, 1989 S.99 - 150.

Creer C, Sturt E, Wykes T, 1982: The role of relatives. In: Wing JK (ed) Longterm community care experience in a London borough. Psychol Med Monogr (Suppl 2): 29 - 39, zit. nach Schene A. H., 1990: Objectiv an Subjective dimensions of family burden. Social Psychiatry and Psychiatric Epidemiology 25: 289 – 297.

Cuijpers P, Stam H, 2000: Burnout among Relatives of Psychiatric Patients Attending Psychoeducational Support Groups. Psychiatric Services 51: 375 – 379.

Deger-Erlenmaier H (Hrsg.): Wenn nichts mehr ist, wie es war... – Angehörige psychisch Kranker bewältigen ihr Leben. Bonn, 1992, Psychiatrie-Verlag

Deister A, Marneros A, 1992: Geschlechtsabhängige Unterschiede bei endogenen Psychosen. Ein Vergleich zwischen schizophrenen, schizoaffektiven und affektiven Psychosen. Fortschr Neurol Psychiat 60: 407 - 419

Dörner K, (Hrsg.): Freispruch der Famlie, Bonn, 1982, Psychiatrie-Verlag, Neuausgabe, Bonn 1995

El Islam M F, 1979: A better outlook for schiziphrenics living with extendet families. Br J Psychiatry 135: 343 – 347, zit. nach Schene A H, 1990: Objective and subjective dimensions of family burden. Soc Psychiatry Psychiatr Epidemiol 25: 289 – 297

El Islam M F, 1982 : Rehabilitation of schizophrenics by the extendet family. Acta Psychiatr Scand 65: 112 – 119, zit. nach Schene A H, 1990: Objective and subjective dimensions of family burden. Soc Psychiatry Psychiatr Epidemiol 25: 289 – 297

Fadden G Bebbington P Kuipers L, 1987: The burden of care: The impact of Functional Psychiatric Illness on the Patient's Family. Br J Psych 150: 285 – 292

Falloon I R, Boyd J L, Mc Gill C W, 1982: Family mangement in the prevention of exacerbations of schizophrenia: a controlled study. New England Journal of Medicine 306: 1437-1440, zit. nach Goldstein M. J., 1995: Psychoeducation and relapse prevention. Int Clin Psychopharm 9 Suppl 5: 59-69

Falloon, I R, Pederson J, 1985: Family Management in the Prevention of Morbidity of Schizophrenia: The Adjustment of the Family Unit. Br J of Psychiatry 147, 156-163

Falloon, I R, McGill C W, Boyd J L, Pederson J, 1987: Family mangement in th prevention of morbidity of schizophrenia: social outcome of a two-year longitudinal study. Psychological Medicine 17: 59-66

Finzen A, Der Verwaltungsrat ist schizophren., Bonn, 1996, Psychiatrie-Verlag, S. 148

Franks D, 1987: The High Cost of Caring: Economic Contribution of Families to the Care of the Mentally Ill. Doctoral Dissertation, Brandeis University, zit. nach Clarke R, Drake R: Expenditures of Time and Money by Families of People with Sever Mental Illness an Substance Use Disorders. Comm Ment Health J 30 No. 2 April 1994. 145 - 163

Goldstein M J, Kopeikin H S., 1981: Short and long-term-effects of combining drug and family therapy. In: Goldstein M J (ed): New developments in inerventions with families of schizophrenics. Jossey Bass, San Francisco, 5 – 26, zit nach Schulze-Mönking H, Angehörigenselbsthilfegruppen in der Schizophreniebehandlung, S. Roderer Verlag Regensburg, 1993

Gibbons J s, Horn S H, Powell J M, Gibbons J L, 1984: Schizophrenic patients and their families: a survey in an psychiatric service based on a DGH uni. Br J Psychiatry 144: 70 – 77, zit. nach Schmid R, Spießl H, Vukovich A, Cording C, 2003: Belastungen von Angehörigen und ihre Erwartungen an psychiatrische Institutionen. Fortschr Neurol Psychiat 71: 118 - 128

Gopinath P S, Chaturvedi S K, 1986: Measurment of distressful Psychotic symptoms perceived by the family: preliminary findings. Ind J Psychiatry 28: 343 – 345, zit. nach Gopinath J, Chaturvedi S, K, 1992: Distressing behaviour of schizophrenics at home. Acta Psychiatr Scand 86: 185 - 188, s. u.

Gopinath P S, Chaturvedi S K, 1992: Distressing behaviour of schizophrenics at home. Acta Psychiatr Scand 86: 185 - 188

Grad J, Sainsbury P, 1963: Mental illness and the family. Lancet 1963, 544 – 547, zit. nach Schulze- Mönking H., Angehörigenselbsthilfegruppen in der Schizophreniebehandlung, 1993, S. Roderer Verlag Regensburg

Grad J, Sainsbury P, 1968: The effect that Patients have on their families in a community care and control psychiatric service – a two year follow up. British Journal of Psychiatry, 114, 265 – 279, zit nach Schulz-Mönking H: Angehörigenselbsthilfegruppen in der Schizophreniebehandlung. S. Roderer Verlag, Regensburg, 1993.

Gubman G D, Tessler R C, Willis G, 1987: Living with the mentally ill: factors affecting household complaints. Schizophrenia Bulletin 13: 727-736, zit. nach
Schene A. H., 1990: Objective and subjective dimensions of family burden. Soc Psychiatry Psychiatr Epidemiol 25: 289 – 297

Häfner H, an der Heiden W, Behrens S, Gattaz WF, Hambrecht M, Löffler W, Maurer K, Munk-Jorgensen P, Nowotny B, Riecher-Rössler A, Stein A, 1998: Causes an consequences of the gender difference in age at onset of schizophrenia. Schizophrenia Bulletin 24: 99 – 113

Häfner H, an der Heiden W, 1997: Epidemiology of schizophrenia. Can J Psychiatry 42: 139 – 151, zit. nach Sibitz I, Amering M, Kramer B, Griengl, Katschnig H, 2002: Krankheitsverlauf und Probleme schizophren erkrankter Frauen und Männer aus der Sicht der Angehörigen. Psychiat Prax 29: 148 – 153

Hambrecht M und Häfner H, 1992: Sind die Geschlechtsunterschiede bei Schizophrenie transnational stabil ? Schweizer Archiv für Neurologie und Psychiatrie Band 143

Hager Bert, Vorstand der gfts, Gesellschaft zu Förderung empirisch begründeter Therapieformen bei Schizophrenie. Freundliche Überlassung der Instrumentarien FPQ, Family Burden Questionnaire und FCQ, Family Coping Questionnaire.

Hahlweg K, Dürr H, Schröder B., 2000: Familientherapie als verhaltenstherapeutischer Ansatz zur Rückfallprophylaxe bei schizophrenen Patienten. In: Integrative Schizophrenietherpie, Hg.: Krausz M., Naber D., Karger-Verlag, 2000.

Harvey K, Burns T, Sedgwick P, Higgit A, Creed F, Fahy T 2001a: Relatives of patients with severe psychotic disorders: factors that influence contact frequency. Report from the UK 700 trial. British J Psychiatry 178: 248 - 254

Harvey K, Burns T, Fahy T, Manley C, Tattan Th 2001b: Relatives of patients with severe psychotic illness: factors that influence appraisal of caregiving and psychological distress. Soc Psychiatry Psychiatr Epidemiol 36: 456 – 461

Haywood Th W, et al., 1995: Predicting the „Revolving Door" Phenomenon Among Patients With Schizophrenic, Schizoaffectiv, Affective Disorders. Am J Psychiatry 152:6, 856 – 861

Hell D, Koperla K, 1978: Beobachtungen zum Familienleben von Schizophrenen – als Besucher bei Schizophrenen zu Hause. Psychotherapie, medizinische Psychologie, 28, 16 – 21, zit nach Schulze – Mönking H: Angehörigenselbsthilfegruppen in der Schizophreniebehandlung, S. Roderer Verlag, Regensburg, 1993

Herz M I, Szymanski H V, Simon J C,1988: Significant Other Scale. Persönliche Mitteilung.

Herz M I, Glazer W, Mostert M, 1991: Intermittent vs. Maintainance Medication in Schizophrenia. Arch Gen Psychiatry 48: 333 – 339

Hoenig J, Hamilton M W, 1966: The schizophrenic patient in the community and his effect On the household. International Journal of Social Psychiatry 12: 165 – 176, 1966, zit

Nach Jones et al.: Effect of Demgraphic and Behavioral Variables an Burden of Caregivers of Chronic Mentally Ill Persons. Psychiatric Services 46: 141 – 145, 1995.

Hogarty G E, Anderson C M, Reiss D J et al., 1986 Family education, social skills, training, and maintance chemotherapy in the aftercare of schizophrenia. Arch of Gen Psychiatry 43: 633-642

Hogarty G E, Anderson C M., Reiss D J et al., 1991: Family psychoeducation, social skills training and maintainance chemotherapy in the aftercare of schizophrenia. Arch of Gen Psychiatry, 340 – 347

Hornung W P, 1998: Psychoedukative Gruppenprogramme für ambulant behandelte schizophrene Patienten – Erfahrungen in ihrer Anwendung. In: Angehörigenarbeit in der Psychiatrie. Hg.: Werner Binder, Wolfram Bender, Claus Richter Verlag, 1998, S. 175 - 213.

Hornung W P, Feldmann R, Klingberg S, Buchkremer G, Reker T, 1999: Long-term effects of an psychoeducational psychotherapeutic intervention for schizophrenic outpationts and their key-persons – results of a five-year follow-up. Europ Arch of Psychiatr and Clin Neuroschience 249 (3): 162 – 167, zit. nach Pitschel-Walz et al., 2001: The Effect of Family Interventions on Relapse and Rehospitalization in Schizophrenia – A Meta-analysis. Schizophrenia Bull 27 (1): 73 - 92

Hornung W P, 2000: Psychoedukative Interventionen. In: Integrative Schizophrenietherapie. Hg.: Krausz M, Naber D, Karger-Verlag, 2000, S. 113 - 148

Huber A, Erfahrungen von Angehörigen Schizophreniekranker mit professionellen Helfer/innen. Dissertation unter Leitung von Prof. Dr. med. Hell, Zürich, 1991

Jesus Mari J de, Streiner D L, 1994: An overview of familiy interventions and relapse on schizophrenia: metaanalysis of research findings. Psychol Med 24: 565 – 578, zit. nach Buchkremer G, Wiedemann G, 1996: Familientherapie und Angehörigengruppen bei verschiedenen psychiatrischen Störungen. Nervenarzt 67: 524 - 544

Johnson D L, 1990: The family's experience of living with mental illness. In: Lefley, H. P., Johnson D. L. (eds), Families an Allies in Treatment of the Mentally Ill. American Psychiatric Press, Washington, DC, pp. 31-75, zit. nach Provencher H, Mueser K, 1997: Positive and negative symptom behaviors and caregiver burden in the relatives of persons with schizophrenia. Schizophrenia Research 26: 71 - 80

Jones S L, Roth D, Jones P K, 1995: Effect of Demographic and Behavioral Variables on Burden of Caregivers of Chronic Mentally Ill Persons. Psychiatric Services 46 No. 2: 141 – 145

Jungbauer J, Mory C, Angermeyer M C, 2002 a: Finanzielle Belastungen von Eltern und Partnern schizophrener Patienten im Vergleich. Teil II: Qualitative Aspekte. Psychiatr. Praxis 29: 181 – 185

Jungbauer J, Mory C, Angermeyer M C, 2002 b: Ist die Betreuung eines schizophrenen Familienmitglieds mit einem Gesundheitsrisiko verbunden ? Fortschr Neurol Psychiat 70: 548 - 554

Jungbauer J, Bischkopf J, Angermeyer M C, 2001: Belastungen von Angehörigen psychisch Kranker. Psychiat Prax 2001; 28: 105 – 114

Katschnig H, Konieczna T, 1989: Neue Formen der Angehörigenarbeit in der Psychiatrie. In: Die andere Seite der Schizophrenie. Patienten zu Hause, Katschnig H (Hg.), S. 202 – 225, 3. Auflage, 1989, Psychologie Verlags Union

Katschnig H, Simon M D, Kramer M B, 1994: Die Bedürfnisse von Angehörigen schizophreniekranker Patienten – Erste Ergebnisse einer Umfrage. In: Katschnig H, König P (Hrsg.) Schizophrenie und Lebensqualität. Wien: Springer, 1994: 241 - 250

Katschnig H, Simon M D, Kramer B, 1997: Wie sie leben – wie sie leiden – was sie hoffen. Die Ergebnisse einer Umfrage bei Angehörigen von psychisch Kranken. Kontakt. Zeitschrift der HPE Österreich, Sonderausgabe Oktober 1997

Keith S, Schooler N, Bellack A, et al., 1989: The influence of family management on Patient stabilization. Schizophrenia Research, 2, p224, zit nach Goldstein M. J., International Clinical Psychopharmacology 9 Suppl 5, 59 - 69

Kissling W, 1991: Guidelines for Neuroleptic Relapse Prevention in Schizophrenia. Berlin, Heidelberg, Springer – Verlag

Köttgen C, Sonnichsen I, Mollenhauer K, Jurth R, 1984: Group therapy with the families of schizophrenic patients: results of the Hamburg Camberwell-Family-Interview study: III. (Trans J. Wiebel).Int J Family Psychiatry 5: 83 – 94, zit. nach Buchkremer G., Wiedemann G., 1996: Familientherapie und Angehörigengruppen bei verschiedenen psychiatrischen Störungen. Nervenarzt, 67: 524 - 544.

Krauss P, 1976: Probleme der Angehörigen chronisch-seelisch Kranker. Nervenarzt 47, 498 – 501

Lambert M, Perro C, Naber D, 2000: Pharmakotherapie als integrativer Bestandteil der Behandlung schizophrener Patienten. Karger-Verlag, S. 37 - 86 .

Leff J, 1982: A controlled trial of social intervention in the families of schizophrenic patients . Br J Psychiatry 141: 121 – 134, zit. Nach Buchkremer G, Wiedemann G, 1996: Familientherapie und Angehörigengruppen bei verschiedenen psychiatrischen Erkrankungen. Nervenarzt 67: 524 - 544

Leff J P: Die Angehörigen und die Verhütung des Rückfalls (Dt. Übersetzung: Heinz Katschnig). In: Die andere Seite der Schizophrenie. Patienten zu Hause. Heinz Katschnig (Hg.), S. 167 – 193, 3. Auflage, Psychologie Verlags Union, 1989, S. 167 - 178

Leff J P, Berkowitz R., Shavit N., Strachan A., Glass I., Vaughn C., 1990: A trial of familytherapy vs. a relatives' group for schizophrenia. Br J psychiatry 157: 571 –577, zit. nach Wiedemann G, Buchkremer G, 1996: Familientherapie und Angehörigenarbeit bei verschiedenen psychiatrischen Erkrankungen. Nervenarzt 67: 524-544.

Lewandowski L., Buchkremer G., 1988: Therapeutische Gruppenarbeit mit Angehörigen schizophrener Patienten. Ergebnisse zweijähriger Verlaufsuntersuchungen. Z. Klin. Psychol 17: 210 - 224

MacCarthy B., Lesage A., Brewin C. R., Brugha T. S., Mangen S, Wing J. K., 1989: Needs for care among the relatives of long-term users of day care. Psychological Mdeicine 19: 725 – 736

MacFarlane W. F., 1994: Multiple.Family groups, psychoeducation and maintenance medication in the treatment of schizophrenia. Unpublished Paper presented at the Sixth International Symposion for the Psychotherapy of Schizophrenia, zit. nach Goldstein M. J., 1995: psychoeducation and relapse prevention. International Clinical Psychopharmacology 9 Suppl 5, 59 - 69

Madianos M., Gournas G., Tomaras V., Kapsali A., Stefanis., 1987: Family atmosphere on the course of chronic schizophrenia treated in a community mental health center; a prospective-longitudinal study. In: Stefanis C., Rabavilas A. (eds) Schizophrenia; recent biosocial developments. Human Sciences Press, New ork, pp 246 – 256, zit nach Schene A. H., Tessler R. C., Gamache G. M., 1994: Instruments measuring family or caregiver burden in severe mental illness. Soc. Psychiatr. Epiedemiol. 29: 228 – 240.

Magliano L., Fadden G., Fiorillo A., Malagone C., Sorrentino D., Robinson A., Maj M., 1999: Family burden and coping strategies in schizophrenia: are key relatives really different to other relatives ? Acta Psychiatr Scand 99: 10 – 15

Mari de J, Streiner D L, 1994: An overview of family interventions and relapse in recent onset schizophrenic disorders: Meta-analysis of research findings. Psychol Medicine 24: 565 – 578, zit. n. Pitschel-Walz G, 2001: The Effect of Family Inerventions on Relapse and Rehospitalization in Schizophrenia – A Meta-analysis. Schizophrenia Bull 27 (1): 73 - 92

Maurin J T, Boyd C, 1990: Burden of mental illness on the family: a critical review. Arch Psychiatr Nursing 4: 99 – 107, zit nach Provencher H, Muester K, 1997: Positive and negative symptoms behaviors and caregiver burden in the relatives of persons with schizophrenia. Schizophrenia Research 26: 71 - 80

Mayer C Soyka M, 1992: Compliance bei der Therapie schizophrener Patienten mit Neuroleptika – eine Übersicht. Fortschr. Neurol. Psychiat. 60: 217 - 222

Mc Creadie R G, Phillips K, Harvey J A, Waldron G, Steward M, Baird D, 1991: The Nithsdale Schizophrenia Surveys. VIII: Do Relatives Want Family Intervention – And does ist help ? Br J Psychiatry 158: 110 – 113

McEvoy J et al., 1989: Insight in Schizophrenia. Its Relationship to Acute Psychopathology. The Journal of Nervous and Mental Disease 177: No. 1, 43 – 47

Merinder L B, Viuff A G, Laugesen H D, Clemmensen K, Misfelt S, Espensen B, 1999: Patient and relative education in comunity psychiatry: a randomized controlled trial regarding its effectiveness. Soc Psychiatr Epidemiol 34: 287 - 294

Morosini P L, Roncone R, Veltro F, Palomba U, Casacchia M, 1991: Routine assessment tools in psychiatriy: a case of questionnaire of family attitudes and burden. Ital J Psychiatry Behav Sci 1:95-101, zit nach Veltro F et al., 1994: Burden on key relatives of patients with schizophrenia vs. neurotic disorders: a pilot study. Soc. Psychiatra Psychiatr Epidemiol 29:66 – 70.

Morosini P L, Roncone R, Veltro F, Palomba U, Casacchia M, 1991, Family Problems Questionnaire (FPQ). Fragebogen, der freundlicherweise von Herrn Dr. Bert Hager, Rheinische Landesklinik Bonn, überlassen wurde.

Mors O, Sörensen L V, Therkildsen M L, 1992: Distress in the relatives of psychiatric patients admitted for the first time. Acta Psychiatri Scand 85: 337 - 344

Mory C, Jungbauer J, Angermeyer M C, 2002: Finanzielle Belastungen von Eltern und Partnern schizophrener Patienten im Vergleich. Teil I: Quantitative Aspekte. Psychiat Prax 29: 175 – 180

Mueser K T, Webb C, Pfeiffer M, Gladis M, Levinson D F, 1996: Family burden of schizophrenia an bipolar disorder: perceptions of relatives and professionals. Psychiatric services 47: 507 – 511, zit nach Provencher H, Mueser K, 1997: Positive an negative symptom behaviors and caregiver burden in the relatives of persons with schizophrenia. Schizophrenia Research 26: 71 - 80

Noh S, Turner J, 1987: Living with psychiatric Patients: Implications for the mental health of family members. Soc. Sci. Med. 25 No. 3: 263 – 271

North S, Pollio D E, Sachar B, Hong B, Isenberg K, Bufe G, 1998: The family as caregiver: a group psychoeducational model for schizophrenia. Am J Orthopsychiatry 68 (1): 39 - 46

Pai S, Kapur L, 1981: The Burden on the Family of a Psychiatric Patient: Development of an Interview Schedule. Br J Psychiatry 138, 332 – 335

Peukert R, 2001: Soziale Stigmatisierung – Worum geht es dabei ? Neurotransmitter, Sonderheft 3: 8 – 10, zit. nach Schmid R, Spießl H, Vukovich A, Cording C, 2003: Belastungen von Angehörigen und ihre Erwartungen an psychiatrische Institutionen. Fortschr Neurol Psychiat 71: 118 - 128

Pitschel-Walz G, Leucht S, Bäuml J, Kissling W, Engel R R, 2001: The Effect of Family Interventions on Relapse and Rehospitalisation in Schizophrenia – A Meta-analysis. Schizophrenia Bull 27 (1): 73 – 92

Pitschel-Walz G, 2003: Persönliche Mitteilung, Überlassung der Daten aus der Münchener PIP-Studie mit freundlicher Genehmigung

Platt S, Weymann A, Hirsch S, Hewitt S, 1980: The Social Behaviour Assessment Schedule (SBAS): rationale, contents, scoring and reliabilty of a new interview schedule. Social Psychiatry 15, 43 – 55, zit. nach Platt S, 1985: Measuring the burden of psychiatric illness on the family: an evaluation of some rating scales. Psychol Medicine, 1985, 383 - 393

Platt S, 1985: Measuring the burden of psychiatric illness on the family: an evaluation of some rating scales. Psychological Medicine 15: 383 – 393

Provencher H, Mueser K T, 1997: Positive and negative symptom behaviors and caregiver burden in the relatives of persons with schizophrenia. Schizophrenia Research 26: 71-80

Provencher H, 1996: Objective burden among primary caregivers of persons with chronic schizophrenia. J Psychiatr Ment Health Nurs 3: 181 – 187

Runions J, Prudo R, 1983: Problem Behaviours Encountered by Families Living With a Schizophrenic Member. Can. J. Psychiatry 28, 382 – 385

Schene A H, 1990: Objective und subjective dimensions of family burden. Social Psychiatry an Psychiatric Epidemiology 25: 289 – 279

Schene A H, Tessler R, Gamache G M, 1994: Instruments measuring family or caregiver burden in severe mental illness. Soc Psychiatr Epidemiol 29: 228 – 240

Schene A H, van Wijngaarden B, 1995 : A survey of an organization for families of patientents with serious mental illness in the netherlands. Psychiatric Services 46: 807 – 813, zit. nach Sibitz I, Amering M, Kramer B, Griengl H, Katschnig H, 2002: Krankheitsverlauf und Probleme schizophrenerkrankter Frauen und Männer aus der Sicht der Angehörigen. Psychiat Prax 2002: 148 – 153, S. 152.

Scherrmann T E, Seizer H U, Rutow R, Vieten C 1992: Psychoedukative Angehörigengruppe zur Belastungsreduktion und Prophylaxe in Familien schizophrener Patienten. Psychiatrische Praxis 19: 66 - 71

Schmid R, Spießl H, Vukovich A, Cording C, 2003: Belastungen von Angehörigen und ihre Erwartungen an psychiatrische Institiutionen. Fortschr Neurol Psychiat 71: 118 - 128

Schneider F, Leitner D, Heimann H, 1991: Psychoedukative Angehörigengruppe bei psychiatrischen Patienten verschiedener Diagnosen. Schweizer Arch Neur Psychiatr 142, Heft 3, 247 – 258

Schulze-Mönking H: Angehörigenselbsthilfegruppen in der Schizophreniebehandlung., Regensburg, 1993, S. Roderer Verlag

Seeman MV; Hauser P, 1984: Schizophrenia. The influence of gender on family environment. International Journal of Family Psychiatry 5: 227 – 232, zit. nach Sibitz I, Amering M, Kramer B, Griengl H, Katschnig H, 2002: Krankheitsverlauf und Probleme schizophren erkrankter Frauen und Männer aus der Sicht der Angehörigen. Psychiat Prax 29: 148 – 153

Slater E, Hare E H, Price J S, 1971: Marriage an fertility of psychiatric patients. Soc Biol 18: 60 - 73

Sibitz I, Amering M, Kramer B, Griengl H, Katschnig H, 2002: Krankheitsverlauf und Probleme schizophren erkrankter Frauen und Männer aus der Sicht der Angehörigen. Psychiat Prax 29: 148 - 153

Smith J, Birchwood M, 1987: Specific and Non-specific effects of educational intervention with families living with a schizophrenic relative. Br J Psychiatry 150: 645 – 652.

Snyder K S, Liberman R P, 1981: Family assessment an intervention with schizophrenics at risk for relapse. In: Goldstein M. J. (ed): New developments in interventions with families of schizophrenics. Jossey Bass, San Francisco, 49 – 60, zit nach Schulze-Mönking H. Angehörigenselbsthilfegruppen in der Schizophreniebehandlung, Verlag S. Roderer Regensburg,1993

Solomon P, Draine J, 1995: Subjective burden among family members of mentally ill adults: relation to stress, coping and adaptation. Am J Orthopsychiatry 65: 419 – 427

Spitzer R, Gibbon M, Endicott J, 1971: Family Evaluation Form. Biometrics Research, New York State Department of Mental Hygiene: New York, zit. nach Platt, S., 1985: Psychol Medicine 15: 383 – 393

Spielberger C D: State-Trait-Angstinventar, 1970 In: Laux L, Glanzmann P, Schaffner P, Spielberger C D, 1981: Das State-Trait-Angstinventar (STAI). Theoretische Grundlagen und Handlungsanweisungen. Beltz-Test, Weinheim.

Stoffels H., 1986: Die Metarmophosen des Angehörigen im Spiegel klinischer Psychiatrie. Z. f. Psych. Psychopath. Psychother. 34 Heft 2: 157 - 168

Szmukler G I, Herrman H, Colusa S, Benson A, Bloch B, 1996: A controlled trial of counselling intervention for caregivers of relatives with schizophrenia. Soc. Psychiatr Epidemiol 31: 149 - 155

Szmukler G I, Burgess P, Herrman H, Benson A, Colusa S, Bloch S, 1996: Caring for relatives with serious mental illness: the development of the Experience of Caregiving Inventory. Soc. Psychiatry Psychiatr Epidemiol 31: 137 – 148

Tarrier N, Barrowclough C, Vaughn C, Bamrah J S, Porceddu K, Watts S, Freeman H, 1988: The community management of schizophrenia. A controlled trial of a behavioural inter-vention with families to reduce relapse. Br J Psychiatry 153: 532 – 542, zit. nach Wiedemann G, Buchkremer G, 1996: Familientherapie und Angehörigenarbeit bei verschiedenen psychiatrischen Störungen. Nervenarzt 76: 524 - 544

Tarrier N Barrowclough C, Porceddu K, Fitzpatrick E,1994: The Salford Family Intervention Project: Relapse rates of schizophrenia at five and eight years. Br J Psychiatr 165: 829 – 832, zit. nach Pitschel-Walz G, et al., 2001: The Effect of Family Intervention on Relapse and Rehospitalization in Schizophrenia – A Meta-analysis. Schizophrenia Bull 27 (1): 73 - 92

Tessler R C, 1989: Continuity of Care, Residence, and Family Burden. National Institute of Mental Health grant MH-44683. Amherst, Univ. of Massachusetts, 1989, zit.n. Jones S, Roth D, Jones P K, 1995: Effect of Demographic and Behavioral Variables on Burden of Caregivers of Chronic Mentally Persons. Psychiaric Services 46 No. 2: 141 – 145

Thompson E H, Doll W, 1982: The burden of Families coping with the mentally ill: an invisible crisis. Family relations 31: 379 – 388

Tucker C, Barker A, Gregoire A, 1998: Living with schizophrenia: caring for a person with a severe mental illness. Soc Psychiatry Psychiat Epidemiol 33 : 305 - 309

Vaughn C E, Leff J P, 1976: The influence of family and social factors on the course of psychiatric illness. Br J Psychiatry 129: 125 - 137

Veltro F, Magliano L, Lobrace S, Morosini P L, Maj M, 1994: Burden on key relatives of patients with schizophrenia vs. neurotic disorders: a pilot study. Soc. Psychiatry Psychiatr Epidemiol 29: 66 - 70

Wiedemann G, Buchkremer G, 1996: Familientherapie und Angehörigenarbeit bei verschiedenen psychiatrischen Erkrankungen. Nervenarzt 67: 524 – 544

Wiedemann G et al., 1994: Zur Erfassung von Frühwarnzeichen bei schizophrenen Patienten. Einsatzmöglichkeiten in der Rückfallprophylaxe. Nervenarzt 65: 438 – 443, zit. nach Bäuml J, Pitschel-Walz G, Kissling W, 1996: Psychoedukative Gruppen bei schizophrenen Psychosen für Patienten und Angehörige. In: Verhaltenstherapeutische Ansätze im Umgang mit schizophren Erkrankten. Arnold Stark (Hg.), dgvt-Verlag, Tübingen

Wienberg G, 1995: Schizophrenie zum Thema machen. Bonn, Psychiatrie-Verlag

Winefield H, Harvey E, 1994: Needs of Family Caregivers in Chronic Schizophrenia. Schizophrenia Bull 20 No. 3: 557 - 566

Winefield H, Harvey E, 1993: Determinants of psychological distress in relatives of people with chronic schizophrenia. Schizophrenia Bull 19 No. 3: 619 – 625

Wittmund B, Wilms H U, Mory C, Angermeyer M C, 2002: Depressive disorders in spouses of mentally ill patients. Soc Psychiatr Epidemiol, 37 (2002) 177 - 182

Zerssen D v., 1975: Die Beschwerden-Liste. Beltz Test, Weinheim

Zubin J, Spring B, 1977: Vulnerability – A new view of schizophrenia. Journal of Abnormal Psychopathology, 86, 103 – 126

9.2. Tabellenverzeichnis

Nummer	Überschrift	Seite
Tabelle 1	Vergleich dreier Umfragen hinsichtlich soziodemographischer Daten von Angehörigen	10
Tabelle 2	Vergleich dreier Umfragen hinsichtlich soziodemographischer Daten von Patient/-innen und Eckdaten der Erkrankung	12
Tabelle 3	Objektive Belastungen (Literaturübersicht)	14
Tabelle 4	Verwendete Instrumente	38
Tabelle 5	Soziodemographische Daten	42
Tabelle 6	Erkrankungsdaten	44
Tabelle 7	Aggressionsformen (Quelle: Angermeyer et al., 1995)	44
Tabelle 8	„Was empfinden Sie, wenn Ihnen Ihr/e Angehörig/e misstrauisch oder feindselig gegenübertritt ?"(Bindl et al., 2003)	46, 63
Tabelle 9	„Was empfinden Sie am des Patienten bzw. der Patientin als besonders störend ?" (Quelle: Huber A, 1991, S. 51)	47
Tabelle 10	„Wie viel Stunden pro Woche haben Sie während der letzten drei Monate im Durchschnitt für diese Leistungen aufgewendet ?" (modifiziert nach Angermeyer et al., 1995)	54
Tabelle 11	"Wie viel Geld müssen Sie Ihrer Meinung nach pro Monat mehr ausgeben, um zusätzliche Kosten für den Patienten zu decken ?" (Quelle: Angermeyer et al., 1995)	54
Tabelle 12	„ Wie viel Geld von Ihrem Durchschnittseinkommen machen diese Kosten etwa aus ?" (Quelle: Angermeyer et al., 1995)	55
Tabelle 13	Die häufigsten Gründe für die finanzielle Belastung der Angehörigen (modifiziert nach Angermeyer et al., 1995)	56

Tabelle 14	Übersichtstabelle der bivariaten Korrelationsrechnungen: Belastungen und soziodemographische, Erkrankungs-, Psychoedukations- und Compliancevariablen.. 86
Tabelle 15	Screening aller Erkrankter mit der Diagnose Schizophrenie nach DSM III-R des laufenden Patient/-innengutes der an der Münchener PIP-Studie beteiligten psychiatrischen Kliniken von Oktober 1989 bis April 1991 (Pitschel-Walz, 2003).. 89
Tabelle 16	Anzahl der teilnehmenden Patient/-innen an der PIP-Studie nach Erfüllung aller Aufnahmekritieren und ihre Geschlechtsverteilung auf die an der PIP-Studie beteiligten psychiatrischen Kliniken (Pitschel-Walz, 2003)............. 90
Tabelle 17	Trait-Angst-Ausprägung in der Allgemeinbevölkerung (Spielberger et al., Beltz-Test, 1981, S. 24)... 95

9.3. Verzeichnis der Abbildungen

Nummer	Überschrift	Seite
Abbildung 1	Rekrutierung der Angehörigen des PIP-Kollektivs für die vorliegende Befragung...	34
Abbildung 2	Zusammensetzung des Gesamtkollektivs...	37
Abbildung 3	Positive bahaviour (Quelle. Herz et al., 1991)..	48
Abbildung 4	„Wie ist insgesamt die Belastung, die durch die Erkrankung für Sie entsteht ?" (Quelle: Huber A, 1991)...	49
Abbildung 5	„Meinen Sie, dass Sie Entlastung bei der Betreuung des/der Kranken benötigen ?" (Quelle: Morosini et al.,1991)..	50
Abbildung 6	„Ist Ihr Familienleben nach Ausbruch der Erkrankung schlechter ?" (Quelle: Morosini et al., 1991)...	50
Abbildung 7	Objective burden (Quelle: Herz et al., 1991)..	51
Abbildung 8	Subjective burden (Quelle: Herz et al., 1991)..	59
Abbildung 9	Krankheitseinstellungen der Angehörigen (KEA), allgemeine und subjektive Belastungen (Quelle: Bäuml J, 1989).....................................	60

Abbildung 10	Schuld und Scham (KEA) (Quelle: Bäuml J, 1989).....................	61
Abbildung 11	Angst als persönliche Disposition („trait"), STAI X2, (State-Trait-Angst-Inventar) (Quelle: Spielberger et al., 1970).....................	64
Abbildung 12	„Haben Sie zur Zeit ausreichende Möglichkeiten zur Entlastung?" (Quelle: Angermeyer et al., 1995)..	65
Abbildung 13	Teilnahmehäufigkeit an Angehörigengruppen............................	66
Abbildung 14	Nutzen der Angehörigengruppe..	66
Abbildung 15	Medikamenteneinnahme...	68
Abbildung 16	„Arbeitete Ihr/e Angehörige/r in den letzten zwei Monaten mit denjenigen zusammen, die ihm/ihr helfen wollten?" (Quelle: Morosini et al., 1991)...	68
Abbildung 17	Geschlechtsdichotomisierung bezogen auf das gesamte befragte Kollektiv...	76
Abbildung 18	Subjective burden (Quelle: Herz et al., 1991) Auswahl aus dem PIP-Gesamtkollektiv, Angehörige, die nie und Angehörige, die >10 Male an einer Angehörigengruppe teilgenommen haben......................	77
Abbildung 19	„Meinen Sie, dass Sie Entlastung bei der Betreuung des/der Kranken benötigen?" (Quelle: Morosini et al., 1996). Auswahl aus dem PIP-Gesamtkollektiv, Angehörige, die nie und Angehörige, die >10 Male an einer Angehörigengruppe teilgenommen haben......................	78
Abbildung 20	Bivariate Korrelation zwischen ‚Zeitdauer zum letzten stationären Aufenthalt' und ‚Meinen Sie, dass Sie Entlastung bei der Betreuung des/der Kranken benötigen' (Quelle: Morosini et al., 1991)........	81, 102
Abbildung 21	Bivariate Korrelation zwischen ‚positive behaviour scale' (Quelle: Herz et al., 1991) und ‚Zeitraum zu letzten stationären Aufenthalt'.......	85, 103

10. Danksagung

Danken möchte ich

- Herrn Dr. med. Josef Bäuml,
  der mein Interesse für die Sache der Angehörigen schizophren Erkrankter geweckt hat. Dies hat meine weitere psychiatrische Tätigkeit erheblich beeinflusst. Er gab der hier vorliegenden Arbeit die entscheidenden Impulse.

- Frau Dr. rer. nat. Gabriele Pitschel-Walz,
  die vor allem bei methodischen Fragen dieser Arbeit (und dem Autor) Struktur gab. Besonders in der Endphase der Fertigstellung zeigte sie sich als Verbündete, wofür ich ihr sehr danken möchte.

- Herrn Dr. Stefan Wagenpfeil vom Institut für medizinische Statistik und Epidemiologie (IMSE) für die Beratung in statistischen Fragen.

- Herrn Professor Dr. med. Hans Förstl, Direktor der Psychiatrischen Klinik und Poliklinik der Technischen Universität München, der diese Studie unterstützt hat.

- Dem Bezirkskrankenhaus Kaufbeuren, Herrn Direktor Dr. med. Michael von Cranach, Herrn Dipl. Psych. K. Stöhr, Herrn Dipl. Soz. H. Deger –Erlenmeier, Frau I. Spielmann, Ärztin, und der Bayerischen Gesellschaft für psychische Gesundheit und allen weiteren Mitarbeitern der Veranstaltung „Gemeinsam statt einsam" auf der die Fragebögen des ‚Kaufbeuren –Kollektivs' verteilt werden konnten.

Weiterer Dank gilt Herrn Dr. med. Werner Kissling und allen Mitarbeitern der PIP-Studie.

Mein besonderer Dank gilt allen Angehörigen, die an dieser Befragung teilgenommen haben. Ihnen möchte ich die hier vorliegende Arbeit gerne widmen!

München, Januar 2004

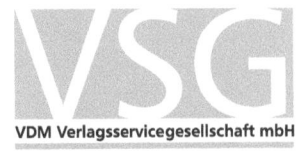

Die VDM Verlagsservicegesellschaft sucht für wissenschaftliche Verlage abgeschlossene und herausragende

Dissertationen, Habilitationen, Diplomarbeiten, Master Theses, Magisterarbeiten usw.

für die kostenlose Publikation als Fachbuch.

Sie verfügen über eine Arbeit, die hohen inhaltlichen und formalen Ansprüchen genügt, und haben Interesse an einer honorarvergüteten Publikation?

Dann senden Sie bitte erste Informationen über sich und Ihre Arbeit per Email an *info@vdm-vsg.de*.

Sie erhalten kurzfristig unser Feedback!

VDM Verlagsservicegesellschaft mbH
Dudweiler Landstr. 99
D - 66123 Saarbrücken
Telefon +49 681 3720 174
Fax   +49 681 3720 1749
www.vdm-vsg.de

Die VDM Verlagsservicegesellschaft mbH vertritt

 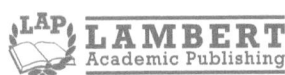 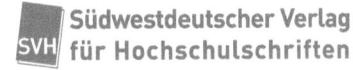

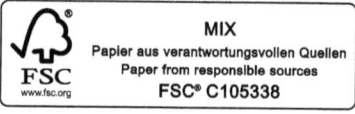

Printed by Books on Demand GmbH, Norderstedt / Germany